Anti-Krebs-Kochbuch für Senioren

Reduzieren Sie das Risiko mit natürlichen gesunden Mahlzeiten und stärken Sie Ihr Wohlbefinden

Dr. Josephine S. Sanger

Inhaltsverzeichnis

„Anti-Krebs-Kochbuch für Senioren", ein kulinarisches Abenteuer, das das Leben von Senioren stärken und bereichern sollDas Potenzial von Lebensmitteln verändern. In den goldenen Jahren ist der Wert einer 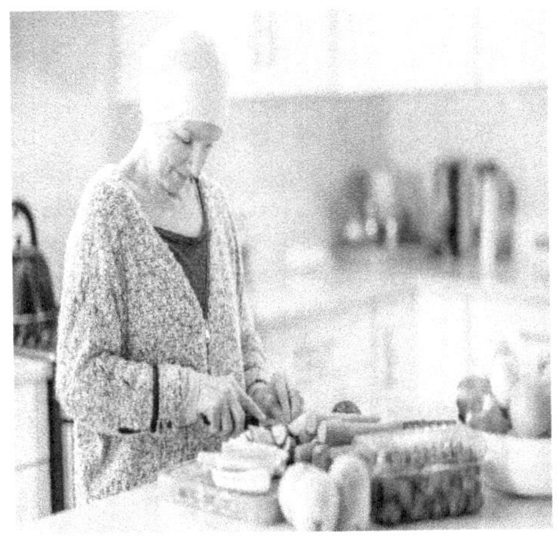 ausgewogenen Ernährung nicht zu unterschätzen, insbesondere wenn es um die Krebsprävention geht.

Dieses Kochbuch ist nicht einfach eine Sammlung von Gerichten; Es ist ein Leitfaden für die Zusammenstellung eines täglichen Speiseplans, der als Schutz gegen die Gefahr von Krebs dient.

Mit zunehmendem Alter wird es immer wichtiger, den komplizierten Zusammenhang zwischen Ernährung und Gesundheit zu kennen. In diesem Buch erkunden Sie die wissenschaftlich fundierten Konzepte einer speziell auf Senioren zugeschnittenen Krebsdiät und betonen dabei die große Vielfalt an Lebensmitteln, die außergewöhnliche Fähigkeiten zur Krankheitsbekämpfung aufweisen. Von antioxidantien reichen Beeren bis hin zu entzündungshemmenden Gewürzen wird jede Komponente sorgfältig ausgewählt, um das allgemeine Wohlbefinden zu steigern.

Über die Gerichte hinaus befasst sich dieses Kochbuch mit den Grundlagen eines Krebs bekämpfenden Lebensstils und geht auf die

Bedeutung von Flüssigkeitszufuhr, Portionskontrolle und die Verwendung von Superfoods ein. Mit dem Fokus auf Einfachheit und Geschmack zielen diese Gerichte darauf ab, gesunde Ernährung für Senioren zu einer angenehmen und zugänglichen Aktivität zu machen. Machen Sie sich mit uns die Kraft der Nahrung als Medizin zunutze und stellen Sie sicher, dass die späteren Lebensjahre nicht nur gelebt, sondern mit Vitalität und Widerstandsfähigkeit angenommen werden.

Was ist Krebs?

Krebs ist eine komplizierte Ansammlung von Krankheiten, die durch das unkontrollierte Wachstum und die Ausbreitung abnormaler Zellen im ganzen Körper gekennzeichnet sind. Diese abnormalen Zellen, sogenannte Krebszellen, können in umliegendes Gewebe eindringen und es zerstören und über das Blut- und Lymphsystem auch in andere Körperteile wandern.

Normale Zellen im Körper folgen einem streng regulierten Prozess von Wachstum, Teilung und Tod. Allerdings entziehen sich Krebszellen häufig diesen normalen Beschränkungen, was zur Entstehung von Tumoren oder Gewebe Massen führt. Nicht alle Tumoren sind krebsartig; Gutartige Tumoren breiten sich nicht auf andere Körperteile aus und sind im Allgemeinen weniger schädlich. Bösartige Tumoren hingegen sind bösartig und haben die Fähigkeit, benachbarte Gewebe zu infizieren und in entfernte Organe zu metastasieren.

Die Ursachen für Krebs sind vielfältig und können genetische Faktoren, Umwelteinflüsse (z. B. Tabakrauchen, UV-Strahlung und bestimmte Chemikalien), Lebensstil (einschließlich Ernährung und körperliche Aktivität) und Infektionen umfassen. Krebs kann praktisch jeden Teil des Körpers befallen, und es gibt verschiedene Arten von Krebs, jede mit ihren spezifischen Merkmalen und Behandlungstechniken.

Rolle von Diäten während der Behandlung und Prävention

Die Ernährung spielt eine wichtige Rolle bei der Unterstützung von Menschen, die sich einer Krebstherapie unterziehen. Eine ausgewogene und nährstoffreiche Ernährung kann helfen, die Symptome zu kontrollieren, das Immunsystem zu stärken und zum allgemeinen Wohlbefinden beitragen. Hier sind einige wichtige Merkmale der Ernährung während der Krebsbehandlung:

- Ausreichende Nährstoffzufuhr: Krebs und seine Therapien können aufgrund von Nebenwirkungen wie Übelkeit, Erbrechen und Geschmacks- und Geruchsveränderungen gelegentlich zu Vitaminmangel führen. Die Sicherstellung einer ausreichenden Zufuhr wichtiger Nährstoffe wie Proteine, Vitamine und Mineralien trägt zur Aufrechterhaltung des Energieniveaus bei und fördert den Heilungsprozess des Körpers.
- Proteinreiche Lebensmittel: Protein ist entscheidend für die Erhaltung und

den Wiederaufbau von Gewebe, insbesondere während der Krebsbehandlung. Proteinreiche Lebensmittel wie mageres Fleisch, Geflügel, Fisch, Milchprodukte, Eier und pflanzliche Quellen wie Bohnen und Linsen sind für den Erhalt der Muskelmasse und die Unterstützung der Regeneration von entscheidender Bedeutung.

- Flüssigkeitszufuhr: Es ist wichtig, ausreichend Flüssigkeit zu sich zu nehmen, insbesondere wenn man mit Nebenwirkungen wie Übelkeit und Erbrechen zu kämpfen hat. Die richtige Flüssigkeitszufuhr trägt dazu bei, einer Dehydrierung vorzubeugen, verbessert die Nierenfunktion und kann einige behandlungsbedingte Symptome lindern.

- Ballaststoffe und Verdauung Gesundheit: Ballaststoffreiche Lebensmittel wie Obst, Gemüse, Vollkornprodukte und Hülsenfrüchte können dabei helfen, Verstopfung zu kontrollieren, eine häufige Nebenwirkung bestimmter Krebstherapien und Medikamente.

- Stärkung des Immunsystems: Bestimmte Lebensmittel, die reich an Antioxidantien und sekundären Pflanzenstoffen sind, können zur Stärkung des Immunsystems beitragen. Dazu gehören Obst, Gemüse, Nüsse und Samen, die Vitamine und Mineralien liefern, die für die immunologische Funktion erforderlich sind.

Die Ernährung spielt eine entscheidende Rolle bei der Krebsprävention und beeinflusst verschiedene Aspekte der menschlichen Gesundheit, die die Krebsentstehung fördern oder hemmen können. Hier sind wichtige Möglichkeiten, wie Diäten zur Krebsprävention beitragen:

1. ***Antioxidative Abwehr:***Eine Ernährung mit viel Obst, Gemüse und Vollkorn enthält Antioxidantien, die schädliche freie Radikale im Körper neutralisieren. Freie Radikale können

Zellen schädigen und zum Krebswachstum führen.

2. **Entzündung Reduzierung:Chronische** Entzündungen gehen mit einem erhöhten Krebsrisiko einher. Eine Ernährung mit einem hohen Anteil an entzündungshemmenden Lebensmitteln wie fettem Fisch, Nüssen und Blattgemüse kann helfen, Entzündungen zu reduzieren und die allgemeine Gesundheit zu verbessern.

3. **Ballaststoffe und Verdauung Gesundheit:Eine** ballaststoffreiche Ernährung aus Obst, Gemüse und Vollkornprodukten unterstützt die Gesundheit des Verdauungssystems.

Ballaststoffe unterstützen den häufigen Stuhlgang und verkürzen die Verweildauer möglicher Karzinogene im Verdauungstrakt.

4. ***Gewichtsmanagement:***Die Aufrechterhaltung eines gesunden Gewichts durch eine ausgewogene Ernährung und häufige körperliche Aktivität ist für die Krebsprävention von entscheidender Bedeutung. Übergewicht, insbesondere im Taillenbereich, ist mit einem erhöhten Risiko für verschiedene bösartige Erkrankungen verbunden.

5. ***Ausgewogene Nährstoffzufuhr:***Eine ausgewogene Ernährung ermöglicht die Aufnahme wichtiger Nährstoffe

wie Vitamine, Mineralien und
sekundäre Pflanzenstoffe, die eine
wichtige Rolle bei der
Aufrechterhaltung der Zellgesundheit
und der Unterstützung der
körpereigenen Abwehrmechanismen
spielen.

Kapitel 1: Krebs und Altern verstehen

Der Alterungsprozess und das Krebsrisiko:

★ Zelluläre Veränderungen: Mit zunehmendem Alter verändern sich die Zellen, einschließlich DNA-Schäden und Variationen in den zellulären Reparatursystemen. Diese Veränderungen können zu einem erhöhten Risiko der Krebsentstehung beitragen.

★ Schwächung des Immunsystems: Alterung geht mit einer stetigen Abnahme der Immunfunktion einher, wodurch ältere Menschen anfälliger für Infektionen und weniger effizient bei der Identifizierung und Beseitigung von Krebszellen werden. Ein geschwächtes Immunsystem kann zur Entstehung und zum Fortschreiten von Krebs beitragen.

★ Kumulative Exposition: Im Laufe der Zeit werden Menschen verschiedenen Umwelteinflüssen wie Umweltverschmutzung, UV-Strahlung und Karzinogenen ausgesetzt, was zur Entstehung und Förderung von Krebs beitragen kann.

★ Hormonelle Veränderungen: Hormonelle Schwankungen und Veränderungen des Hormonspiegels während des Alterungsprozesses können das Risiko für hormonell bedingte bösartige Erkrankungen wie Brust- und Prostatakrebs erhöhen.

★ Erhöhte genetische Mutationen: Mit zunehmendem Alter besteht eine erhöhte Wahrscheinlichkeit, genetische Mutationen zu sammeln, was die Gefahr einer unkontrollierten Zellproliferation und Krebsentstehung erhöht.

Häufige Krebsarten bei Senioren und Präventionsstrategien:

1. *Brustkrebs:*

- *Verhütung:*Regelmäßige Mammographien, Selbst-Untersuchungen und die Aufrechterhaltung eines gesunden Gewichts durch ausgewogene Ernährung und regelmäßige körperliche Aktivität.

2. *Prostatakrebs:*

- *Verhütung:*Regelmäßige Prostata Tests, Aufrechterhaltung einer gesunden Ernährung mit viel Obst und Gemüse und Besprechen potenzieller Risikofaktoren mit Ärzten.

3. *Darmkrebs:*

- *Verhütung:*Routineuntersuchungen wie Koloskopien, Aufrechterhaltung einer ballaststoffreichen Ernährung, Reduzierung von rotem und verarbeitetem Fleisch und körperliche Aktivität.

4. *Lungenkrebs:*

- *Verhütung:*Raucherentwöhnung, Minimierung der Belastung durch Passivrauchen und Umweltschadstoffe sowie regelmäßige Bewegung.

5. *Hautkrebs:*

- *Verhütung:* Sonnenschutzmaßnahmen (Verwendung von Sonnenschutzmitteln, Schutzkleidung und Vermeidung übermäßiger Sonneneinstrahlung), regelmäßige Haut Kontrollen und Früherkennung verdächtiger Muttermale.

6. *Bauchspeicheldrüsenkrebs:*

- *Verhütung:* Aufrechterhaltung eines gesunden Lebensstils, einschließlich einer ausgewogenen Ernährung und regelmäßiger körperlicher Aktivität, sowie Minimierung von Risikofaktoren wie Rauchen und übermäßigem Alkoholkonsum.

7. Blasenkrebs:

- *Verhütung:* Mit dem Rauchen aufhören, ausreichend Flüssigkeit zu sich nehmen und den Kontakt mit Industriechemikalien und Schadstoffen vermeiden.

8. Leukämie:

- *Verhütung:* Begrenzte Exposition gegenüber Umweltschadstoffen, eine gesunde Lebensweise und die Vermeidung identifizierter

Risikofaktoren, wo immer dies möglich ist.

Wichtige Nährstoffe für Senioren:

1. *Kalzium und Vitamin D:*

★ *Bedeutung:* Unterstützt die Knochengesundheit und hilft, Osteoporose vorzubeugen.

★ Quellen: Grünes Blattgemüse, Milchprodukte, angereichertes Getreide und frühmorgendliche Sonneneinstrahlung für die Vitamin-D-Synthese.

2, *Vitamin B12:*

★ *Bedeutung:* Unentbehrlich für die Nervenfunktion, die Bildung roter Blutkörperchen und die Vorbeugung von Anämie.

★ Quellen: Fisch, Fleisch, Milchprodukte und angereicherte Lebensmittel oder Nahrungsergänzungsmittel, besonders hilfreich für Menschen mit eingeschränkter Fähigkeit, B12 aufzunehmen.

3. Ballaststoffe:

★ *Bedeutung:* Fördert die Verdauung, beugt Verstopfung vor und unterstützt die Herzgesundheit.

★ Quellen: Gemüse, Hülsenfrüchte, Vollkornprodukte, Obst und Nüsse.

4. Kalium:

● *Bedeutung:* Sorgt für einen ausreichenden Flüssigkeitshaushalt, erhält die Muskel- und

Nervenfunktion aufrecht und hilft bei der Regulierung des Blutdrucks.

- Quellen: Blattgemüse, Orangen, Bananen, Tomaten, Kartoffeln und Joghurt.

5. Omega-3-Fettsäuren:

★ *Bedeutung:* Unterstützt die Herzgesundheit, verringert Entzündungen und kann die kognitive Funktion verbessern.

★ Quellen: Leinsamen, Chiasamen, fetter Fisch (Lachs, Makrele), Walnüsse und Fischöl Ergänzungen.

6. Protein:

★ *Bedeutung:* Der Erhalt der Muskelmasse, die Reparatur von Gewebe und die Aufrechterhaltung der immunologischen Funktion sind von entscheidender Bedeutung.

★ Quellen: Mageres Fleisch, Huhn, Fisch, Eier, Milchprodukte, Bohnen, Linsen und Nüsse.

7. Vitamin C:

★ *Bedeutung:* Stärkt die immunologische Funktion, unterstützt die Kollagenproduktion für die Gesundheit der Haut und wirkt als Antioxidant.

★ Quellen: Paprika, Erdbeeren, Zitrusfrüchte, Brokkoli und Tomaten.

8. Magnesium:

★ *Bedeutung:* Unterstützt die Muskel- und Nervenfunktion sowie die Knochengesundheit und hilft bei der

Regulierung von Blutzucker und Blutdruck.

★ Quellen: Grünes Blattgemüse, Nüsse, Samen, Vollkornprodukte und Hülsenfrüchte.

9. Zink:

★ *Bedeutung:* Unterstützt die immunologische Funktion und die Wundheilung und hilft, Geschmack und Duft zu bewahren.

★ Quellen: Vollkornprodukte, Samen, Fleisch, Milchprodukte und Nüsse.

10. Folat (Vitamin B9):

★ *Bedeutung:* Wichtig für die DNA-Synthese und die Produktion roter Blutkörperchen und hilft, Neuralrohrnomalien zu vermeiden.

★ Quellen: Zitrusfrüchte, grünes Blattgemüse, Hülsenfrüchte und angereichertes Getreide.

11. Eisen:

★ **Bedeutung:** Unverzichtbar für den Sauerstofftransport im Blut und zur Vorbeugung von Anämie.

★ Quellen: Hülsenfrüchte, Geflügel, rotes Fleisch, Fisch und angereichertes Getreide.

12. Vitamin E:

★ **Bedeutung:** Wirkt als Antioxidant, verbessert die immunologische Funktion und fördert die Gesundheit der Haut.

★ Quellen: Pflanzenöle, Samen, Nüsse und grünes Blattgemüse.

Kapitel 2: Küche zur Krebsbekämpfung

Um eine krebsbekämpfende Küche zu schaffen, müssen nährstoffreiche, entzündungshemmende Lebensmittel kombiniert werden, die insgesamt unterstützend wirkenGesundheit und Wohlbefinden. Hier sind wichtige Zutaten, die in einer krebs bekämpfenden Küche enthalten sein sollten:

- *Kreuzblütler:* Dieses Gemüse enthält Chemikalien wie Sulforaphan und Indol-3-Carbinol, die für ihre krebshemmenden Eigenschaften bekannt sind. Sie können helfen, Entzündungen zu reduzieren und die

Entgiftung Wege im Körper anzukurbeln.

- *Beispiele:* Brokkoli, Blumenkohl, Grünkohl, Rosenkohl.

- *Beeren:* Beeren sind reich an Antioxidantien, insbesondere Anthocyanen und Quercetin, denen krebshemmende Eigenschaften zugeschrieben werden. Sie können dazu beitragen, Zellen vor Schäden zu schützen und Entzündungen zu minimieren.
- *Beispiele*: Blaubeeren, Erdbeeren, Himbeeren.

- *Kurkuma:* Curcumin, der Hauptbestandteil von Kurkuma, hat erhebliche entzündungshemmende und antioxidative Eigenschaften. Es hilft, das Wachstum von Krebszellen zu begrenzen und Entzündungen im Körper zu reduzieren.

- **_Knoblauch:_** Knoblauch enthält Allicin, eine Schwefelchemikalie mit krebshemmender Wirkung. Es hilft, das Auftreten bestimmter bösartiger Erkrankungen zu verringern und das Immunsystem zu unterstützen.

- **_Ingwer:_** Gingerol, der bioaktive Bestandteil im Ingwer, hat entzündungshemmende und antioxidative Eigenschaften. Ingwer hilft, Entzündungen zu reduzieren und Übelkeit zu lindern, eine typische Nebenwirkung der Krebstherapie.

- ***Grüner Tee:*** Grüner Tee ist reich an Catechinen, insbesondere Epigallocatechingallat (EGCG), das mit der Krebsvorbeugung in Verbindung gebracht wird. Es enthält außerdem Antioxidantien, die dabei helfen können, die Zellen vor Schäden zu schützen.

- ***Blattgemüse:*** Blattgemüse ist reich an Vitaminen, Mineralien und Antioxidantien. Sie liefern wichtige Nährstoffe und Ballaststoffe, fördern die allgemeine Gesundheit und verringern möglicherweise das Auftreten bestimmter bösartiger Erkrankungen.

- ***Beispiele:*** Spinat, Grünkohl, Mangold.

- ***Nüsse und Samen:*** Nüsse und Samen liefern Omega-3-Fettsäuren, Ballaststoffe und Antioxidantien. Sie können helfen, Entzündungen zu reduzieren und die Herzgesundheit zu verbessern, was während der Krebstherapie von entscheidender Bedeutung ist.

- ***Beispiele:*** Walnüsse, Leinsamen, Chiasamen.

- ***Fetter Fisch:*** Fetter Fisch ist ein guter Lieferant von Omega-3-Fettsäuren, die entzündungshemmende Eigenschaften haben. Sie tragen dazu bei, das Risiko bestimmter bösartiger

Erkrankungen zu verringern und die allgemeine Gesundheit zu verbessern.

- *Beispiele:* Lachs, Makrele und Sardinen.

- *Hülsenfrüchte:* Hülsenfrüchte bieten eine große Versorgung mit pflanzlichem Eiweiß, Ballaststoffen und verschiedenen Nährstoffen. Sie verbessern die allgemeine Gesundheit und können bei der Kontrolle des Blutzuckerspiegels helfen.
- *Beispiele: Linsen, Kichererbsen, schwarze Bohnen.*

Kapitel 3: Essensplanung

Essensplanung für eine Anti-Krebs-Diät fürSenioren benötigen

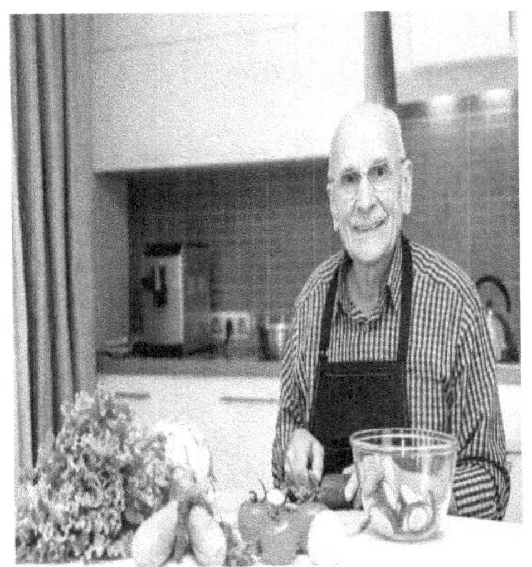

ausgewogene, nährstoffreiche Mahlzeiten, die eine Vielzahl krebsbekämpfender Lebensmittel enthalten. Hier ist eine Ressource, die Ihnen bei der Essensplanung hilft:

Beginnen Sie mit einer Auswahl an Obst und Gemüse:

- Fügen Sie jeder Mahlzeit eine bunte Auswahl an Obst und Gemüse hinzu, um eine breite Palette an Vitaminen, Mineralien und Antioxidantien zu gewährleisten. Streben Sie mindestens 5 Portionen pro Tag an.

Vollkornprodukte einarbeiten:

- Wählen Sie Vollkorn anstelle von verarbeitetem Getreide, um die Ballaststoffaufnahme zu steigern und nachhaltige Energie zu liefern.
- Beispiele: Brauner Reis, Quinoa, Vollkorn.

Fügen Sie magere Proteine hinzu:

- Entscheiden Sie sich für magere Proteinquellen, um die Muskel-Gesundheit zu erhalten. Fetter Fisch, der reich an Omega-3-Fettsäuren ist, kann weitere entzündungshemmende Vorteile bieten.
- Beispiele: Fisch, Geflügel, Bohnen, Linsen, Tofu.

Betonen Sie gesunde Fette:

- Berücksichtigen Sie Quellen für gesunde Fette wie einfache und mehrfach ungesättigte Fette. Diese Fette haben entzündungshemmende Eigenschaften und verbessern das allgemeine Wohlbefinden.

- Beispiele: Avocado, Nüsse, Samen, Olivenöl.

Begrenzen Sie verarbeitetes und rotes Fleisch:

- Reduzieren Sie den Verzehr von verarbeitetem Fleisch und rotem Fleisch, da diese mit einem erhöhten Risiko für bestimmte bösartige Erkrankungen in Verbindung gebracht werden. Wählen Sie magere Proteinquellen wie Fisch, Geflügel oder pflanzliche Alternativen.
- Beispiele: Avocado, Nüsse, Samen, Olivenöl.

Fügen Sie Milchprodukte oder Milchalternativen hinzu:

- Milchprodukte und Milchalternativen liefern Kalzium und Vitamin D für die Knochengesundheit. Wählen Sie Optionen, die wenig Zucker enthalten.

Planen Sie kleine, häufige Mahlzeiten:

- Ältere Menschen können von kleineren, häufigeren Mahlzeiten profitieren, um den Appetit zu kontrollieren und Magenschmerzen zu lindern. Diese Strategie kann auch eine kontinuierliche Nährstoffversorgung über den Tag hinweg gewährleisten.

14-Tage-Speiseplan

Tag 1:

Frühstück:

- Beeren-Spinat-Smoothie (Blaubeeren, Spinat, griechischer Joghurt, Mandelmilch, Leinsamen).

Mittagessen:

- Quinoa-Salat mit gegrilltem Hähnchen-Zitronen-Tahini-Dressing.

Abendessen:

- Gebackener Lachs mit Kurkuma und Knoblauch
- Gedämpfter Brokkoli und Quinoa.

Tag 2:

Frühstück:

- Overnight Oats mit Chia-Samen, Mandelmilch, geschnittenen Erdbeeren und einer Prise Kürbiskernen.

Mittagessen:

- Linsensuppe mit Vollkorncrackern.

Abendessen:

- Gebratener Tofu mit gemischtem Gemüse und braunem Reis.

<u>*Tag 3:*</u>

Frühstück:

- Vollkorntoast mit Avocadoscheiben und einem pochierten Ei.

Mittagessen:

- Kichererbsensalat mit Kirschtomaten, Gurken, roten Zwiebeln und Feta-Käse.

Abendessen:

- Gegrillte Puten Burger mit Süßkartoffel-Pommes und einer Beilage gemischtem grünen Salat.

<u>*Tag 4:*</u>

Frühstück:

- Griechisches Joghurt, Parfait mit gemischten Beeren, Mandel Müsli und eine Prise Honig.

Mittagessen:

- Quinoa-Bowl mit schwarzen Bohnen, Mais, Avocado, Salsa und Limetten-Koriander-Dressing.

Abendessen:

- Gebackener Kabeljau mit Zitrone und Dill, geröstetem Rosenkohl und Wildreis.

Tag 5:

Frühstück:

- Smoothie Bowl mit Acai, Banane, gemischten Beeren und Toppings (Nüsse, Samen, Kokosraspeln).

Mittagessen:

- Mit Spinat und Feta gefüllte Paprika, Vollkorn-Couscous.

Abendessen:

- Gegrillte Hähnchenbrust mit Rosmarin, Quinoa-Pilf und gedünstetem Spargel.

<u>*Tag 6:*</u>

Frühstück:

- Omelett mit Spinat, Tomaten, Pilzen und Fetakäse.

Mittagessen:

- Vollkorn-Wappen mit Hummus, Putenscheiben, Avocado und gemischtem Gemüse.

Abendessen:

- Spaghettikürbis mit Tomaten-Basilikum-Sauce und Beilagensalat.

<u>Tag 7:</u>

Frühstück:

- Chia-Samen-Pudding mit Mandelmilch, geschnittenen Pfirsichen und einer Prise Mandeln.

Mittagessen:

- Lachssalat mit Gemischtem Gemüse, Quinoa und Balsamico-Vinaigrette.

Abendessen:

- Vegetarische Pfannengerichte mit Tofu, Brokkoli, Karotten und braunem Reis.

Tag 8:

Frühstück:

- Vollkornpfannkuchen mit gemischten Beeren und einem Klecks griechischem Joghurt.

Mittagessen:

- Kichererbsen-Gemüse-Pfanne mit Quinoa.

Abendessen:

- Gegrillter Heilbutt mit Mangosalsa, gerösteten Süßkartoffeln und gedünstetem Brokkoli.

Frühstück:

- Acai Bowl mit Bananenscheiben, Müsli und Chiasamen.

Mittagessen:

- Linsen-Gemüse-Wappen mit Hummus, Spinat und Vollkorn-Tortilla.

Abendessen:

- Gebackene Hähnchenschenkel mit Zitrone und Kräutern und Quinoa-Salat.

Tag 10:

Frühstück:

- Avocado-Tomaten-Toast auf Vollkornbrot.

Mittagessen:

- Mit Quinoa und schwarzen Bohnen
  gefüllte Paprika mit gemischtem
  grünen Salat.

Abendessen:

- Gegrillter Schwertfisch mit
  Koriander-Limetten-Marinade,
  Spargel und Wildreis.

Tag 11:

Frühstück:

- Beeren-Bananen-Smoothie mit Spinat
  und Mandelmilch.

Mittagessen:

- Caprese-Salat mit frischem
  Mozzarella, Tomaten, Basilikum und
  Balsamico-Glasur.

Abendessen:

- Garnelen- und Gemüsespieße mit braunem Reis, gegrillter Zucchini und Paprika.

Frühstück:

- Griechischer Joghurt mit Honig, Walnüssen und geschnittenen Pfirsichen.

Mittagessen:

- Vollkorn-Wappen mit Truthahn, Avocado, Spinat und Cranberry-Sauce.

Abendessen:

- Gebackener Kabeljau mit Kräuter-Quinoa, geröstetem Rosenkohl und Zitronen-Dill-Sauce.

Frühstück:

- Haferflocken mit Mandelscheiben, Granatapfelkernen und einer Prise Ahornsirup.

Mittagessen:

- Kichererbsen-Spinat-Salat mit Feta-Käse und Balsamico-Vinaigrette.

Abendessen:

- Gegrillte Hähnchenbrust mit Rosmarin, Süßkartoffelpüree und gedünsteten grünen Bohnen.

Tag 14:

Frühstück:

- Smoothie Bowl mit Ananas, Mango, Kokosmilch und Toppings (Chiasamen, Kokosraspeln).

Mittagessen:

- Quinoa-Gemüse-Buddha-Bowl mit Tahini-Dressing.

Abendessen:

- Gebackener Lachs mit Dijon-Senf Glasur, Quinoa-Pilaf

Kapitel 4: Rezepte für Anti-Krebs-Diäten

Frühstücksrezept:

Overnight Oats mit Chia-Samen und gemischten Beeren

Zutaten:

1/2 Tasse Haferflocken

1/2 Tasse Mandelmilch

1 EL Chiasamen

1/2 Tasse gemischte Beeren (Erdbeeren, Blaubeeren, Himbeeren)

1 Teelöffel Honig

Vorbereitung:

1. Mischen Sie in einem Glas Haferflocken, Mandelmilch, Chiasamen und Honig.

2. Gründlich umrühren und über Nacht
   kalt stellen.

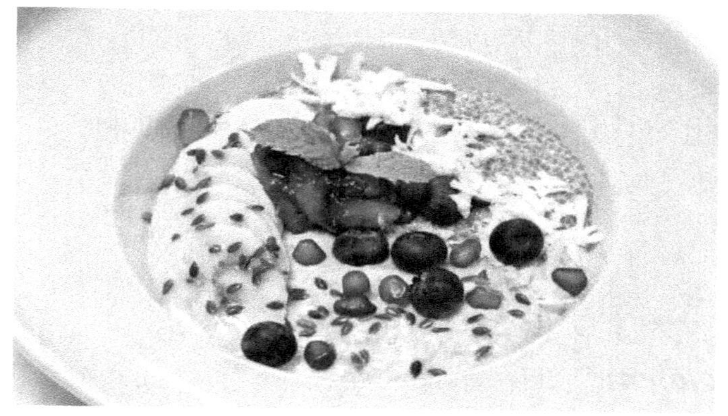

3. Morgens mit gemischten Beeren
   belegen und genießen!

*Zubereitungszeit: 5 Minuten (plus über
Nacht gekühlt).*

Portion: 1 Portion

Nährwert:

- Reich an Antioxidantien,
  Ballaststoffen und
  Omega-3-Fettsäuren.

- Bietet lang anhaltende Energie und fördert die Darmgesundheit.

Beeren-Spinat-Smoothie

Zutaten:

1 Tasse gemischte Beeren (Erdbeeren, Blaubeeren, Himbeeren)

1 Tasse frische Spinatblätter

1/2 Tasse griechischer Joghurt

1 Esslöffel Leinsamen

1 Tasse Mandelmilch

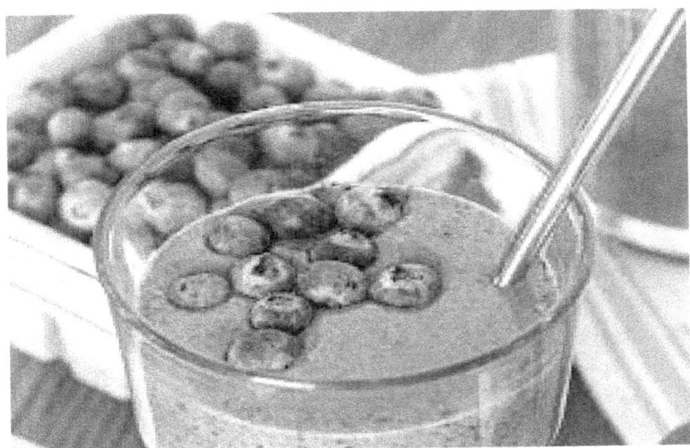

Vorbereitung:

1. Beeren, Spinat, griechischen Joghurt, Leinsamen und Mandelmilch in einem Mixer vermischen.
2. Alles glatt rühren.
3. In ein Glas füllen und genießen!

Zubereitungszeit: 5 Minuten

Portion: 1 Portion

Nährwert:

- Reich an Vitaminen, Antioxidantien und Ballaststoffen.
- Bietet Protein, Kalzium und Omega-3-Fettsäuren.

Avocado-Tomaten-Toast mit pochiertem Ei

Zutaten:

1 Stück Vollkornbrot

1/2 reife Avocado

1 mittelgroße Tomate, geschnitten

1 großes Ei

Salz und Pfeffer nach Geschmack

Frische Kräuter (optional, zum Garnieren)

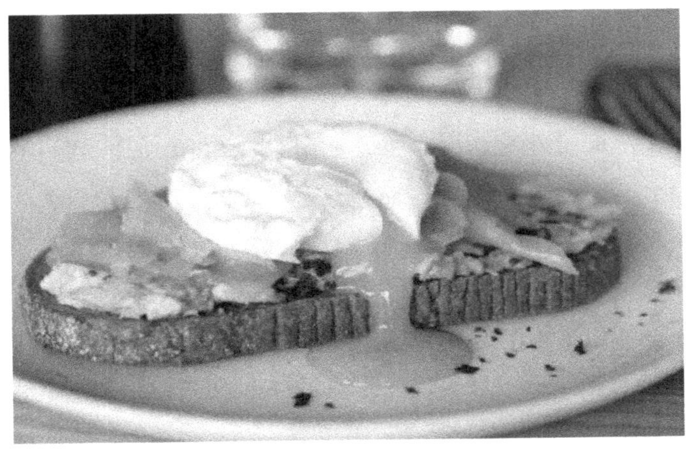

Vorbereitung:

1. Die Vollkornbrotscheibe toasten.

2. Die Avocado zerdrücken und auf dem Toast verteilen.

3. Mit geschnittenen Tomaten belegen.

4. Das Ei pochieren und darauf legen.

5. Nach Belieben mit Salz, Pfeffer und frischen Kräutern würzen.

Zubereitungszeit: 10 Minuten

Portion: 1 Portion

Nährwert:

- Bietet gesunde Fette, Vitamine und Proteine.
- Unterstützt die Herzgesundheit und die immunologische Funktion.

Griechisches Joghurt Parfait mit gemischten Beeren und Mandel Granola

Zutaten:

1 Tasse griechischer Joghurt

1/2 Tasse gemischte Beeren (Blaubeeren, Erdbeeren, Himbeeren)

1/4 Tasse Mandel Müsli

1 Esslöffel Honig

Vorbereitung:

1. Geben Sie griechischen Joghurt, Gemischte Beeren und Mandel Müsli in ein Servierglas oder eine Schüssel.
2. Wiederholen Sie die Schichten.
3. Honig darüber träufeln. Servieren und genießen!

Zubereitungszeit: 5 Minuten

Portion: 1 Portion

Nährwert:

- Reich an Proteinen, Probiotika, Antioxidantien und Ballaststoffen.
- Unterstützt die Darmgesundheit und liefert wichtige Nährstoffe.

Vollkornpfannkuchen mit gemischten Beeren und griechischem Joghurt

Zutaten:

1/2 Tasse Vollkorn-Pfannkuchen Mischung

1/3 Tasse Mandelmilch

1/2 Teelöffel Vanilleextrakt

1/2 Tasse gemischte Beeren (Blaubeeren, Himbeeren, Erdbeeren)

2 Esslöffel griechischer Joghurt

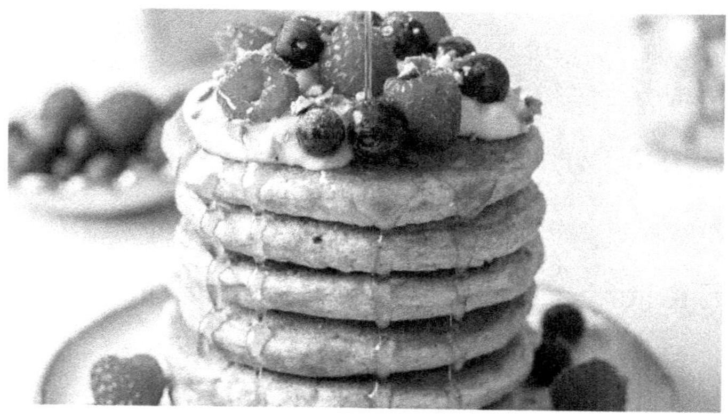

Vorbereitung:

1. Pfannkuchenmischung, Mandelmilch und Vanilleessenz in einer Schüssel vermischen.

2. Erhitzen Sie eine Grillplatte oder Pfanne und gießen Sie den Teig hinein, sodass Pfannkuchen entstehen.

3. Kochen, bis Blasen entstehen, wenden und goldbraun backen.

4. Mit gemischten Beeren und einem Klecks griechischem Joghurt belegen. Warm servieren.

Kochzeit: 15 Minuten

Portion: 1 Portion

Nährwert:

- Bietet Antioxidantien, Protein und Kalzium.
- Sie unterstützt die Herzgesundheit und liefert dauerhafte Energie.

Acai Bowl mit Banane, gemischten Beeren und Toppings

Zutaten:

1 Päckchen gefrorenes Acai-Püree

1/2 Banane, geschnitten

1/4 Tasse gemischte Beeren (Blaubeeren, Himbeeren, Erdbeeren)

2 Esslöffel Müsli

1 EL Chiasamen

1 Esslöffel Kokosraspeln

Vorbereitung:

1. Das gefrorene Acai-Püree pürieren, bis eine glatte Masse entsteht.

2. In eine Schüssel füllen und mit Bananenscheiben, gemischten Beeren, Müsli, Chiasamen und Kokosraspeln belegen.

3. Nach Wunsch mit zusätzlichen Toppings individuell gestalten.

4. Sofort genießen.

Zubereitungszeit: 10 Minuten

Portion: 1 Portion

Nährwert:

- Reich an Antioxidantien, Vitaminen, Ballaststoffen und Omega-3-Fettsäuren.
- Unterstützt die Immunfunktion und spendet anhaltende Energie.

Chia-Samen Pudding

Zutaten:

2 Esslöffel Chiasamen

1/2 Tasse Mandelmilch

1 Pfirsich, in Scheiben geschnitten

1 Esslöffel gehobelte Mandeln

1 Teelöffel Honig (optional)

Vorbereitung:

1. Chiasamen und Mandelmilch in einem Glas vermischen und gut umrühren.
2. Über Nacht oder für mindestens 3–4 Stunden in den Kühlschrank stellen, bis es eindickt.
3. Den Chia-Pudding mit Pfirsichscheiben belegen und mit Mandeln belegen.
4. Nach Belieben mit Honig beträufeln. Genießen!

Zubereitungszeit: 5 Minuten (plus Kühlzeit)

Portion: 1 Portion

Nährwert:

- Reich an Ballaststoffen, Omega-3-Fettsäuren und Antioxidantien.

- Unterstützt die Gesundheit des Verdauungssystems und liefert dauerhafte Energie.

Omelett mit Spinat und Pilzen

Zutaten:

2 Eier

Eine Handvoll frischer Spinat

1/2 Tasse Kirschtomaten, in Scheiben geschnitten

1/4 Tasse Champignons, in Scheiben geschnitten

Zwei Esslöffel zerbröselter Feta-Käse

Salz und Pfeffer nach Geschmack

1 Teelöffel Olivenöl

Vorbereitung:

1. In einer Schüssel die Eier verquirlen und etwas Salz und Pfeffer hinzufügen.

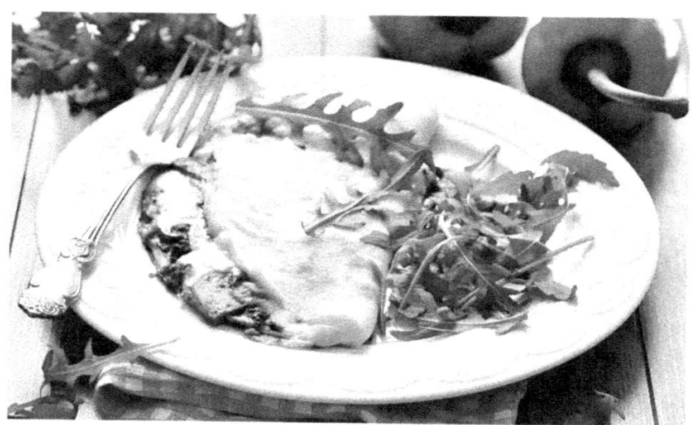

2. Olivenöl in einer Pfanne erhitzen, Spinat, Tomaten und Pilze hinzufügen und anbraten, bis sie zusammengefallen sind.

3. Die verquirlten Eier über das Gemüse gießen und köcheln lassen, bis es fest ist.

4. Den Feta-Käse darüberstreuen, das Omelett falten und eine weitere Minute kochen lassen.

5. Warm servieren.

Kochzeit: 10 Minuten

Portion: 1 Portion

Nährwert:

- Reich an Proteinen, Vitaminen, Mineralien und Antioxidantien.
- Sie unterstützt die Gesundheit und liefert wichtige Nährstoffe.

Kurkuma-Rührei mit Spinat und Tomaten

Zutaten:

2 Eier

1/2 TL Kurkumapulver

1/4 TL schwarzer Pfeffer

1 EL Olivenöl

1/2 Tasse gehackter Spinat

1/4 Tasse gehackte Kirschtomaten

1/4 Tasse Feta-Käse (optional)

1 Stück Vollkornbrot

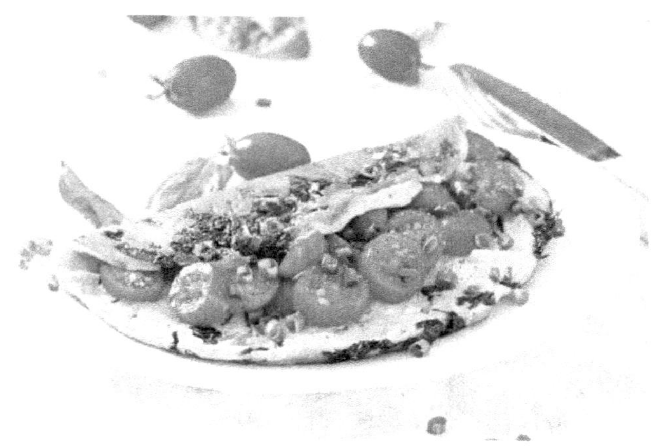

Vorbereitung:

1. Eier mit Kurkuma und Pfeffer in einer Schüssel verquirlen.

2. Erhitzen Sie Ihr Olivenöl in einer Pfanne bei mittlerer Hitze.

3. Spinat hinzufügen und köcheln lassen, bis er zusammengefallen ist.

4. Tomaten hinzufügen und eine weitere Minute köcheln lassen.

5. Die Eiermischung dazugeben und verrühren, bis alles gar ist.

6. Mit Feta-Käse belegen (optional) und über Toast servieren.

Kochzeit: 10 Minuten

Portion: 1 Portion

Nährwert:

- Es wirkt entzündungshemmend und immunstärkend.

Kraftvoller grüner Smoothie

Zutaten:

1 Tasse Spinat

1/2 Tasse Grünkohl

1/2 Banane, gefroren

1/4 Avocado

1 Messlöffel geschmacksneutrales Proteinpulver (optional)

1 Tasse ungesüßte Pflanzenmilch (Mandel-, Kokos- oder Hafermilch)

1/4 TL gemahlener Ingwer

1/4 Tasse frische Ananas oder Mango (optional)

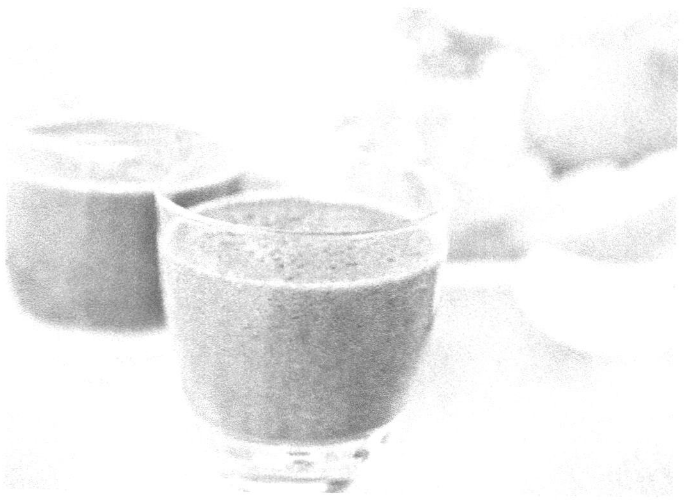

Vorbereitung:

1. Alle Zutaten glatt und cremig mixen.
2. Passen Sie die Konsistenz bei Bedarf vor dem Servieren mit zusätzlichem Wasser oder Milch an.

Zubereitungszeit: 5 Minuten

Portion: 1 Portion

Nährwert:

- Proteinreich und Antioxidantien.

Süßkartoffelsalat mit Avocado- und Chiasamen Aufstrich

Zutaten:

1 kleine Süßkartoffel, dünn geschnitten

1/2 Avocado, püriert

1 Esslöffel Zitronensaft

1 EL Chiasamen

Salz und Pfeffer nach Geschmack

1 Stück Vollkornbrot

Kirschtomaten und Sprossen (optional, zum Garnieren)

Vorbereitung:

1. Süßkartoffelscheiben knusprig rösten.

2. Avocado mit Zitronensaft, Chiasamen, Salz und Pfeffer zerdrücken.

3. Avocado Mischung auf Brot verteilen und mit Süßkartoffelscheiben belegen.

4. Fügen Sie Kirschtomaten und Sprossen (optional) hinzu, um den Geschmack und die Nährstoffe zu verbessern.

Zubereitungszeit: 10 Minuten

Portion: 1 Portion

Nährwert:

- Enthält Kalium, Mineralien und herzgesunde Fette.

Mittagsrezept:

Quinoa-Salat mit gegrilltem Hähnchen und Zitronen-Tahini-Dressing

Zutaten:

1 Tasse gekochte Quinoa

4 Unzen gegrillte Hähnchenbrust, in Scheiben geschnitten

1 Tasse Kirschtomaten, halbiert

1/2 Gurke, gewürfelt

1/4 Tasse rote Zwiebel, grob gehackt

2 Esslöffel frische Petersilie, gehackt

2 Esslöffel Tahini

Saft von 1 Zitrone

1 Esslöffel Olivenöl

Salz und Pfeffer nach Geschmack

Vorbereitung:

1. Quinoa, gegrilltes Hähnchen, Kirschtomaten, Gurke, rote Zwiebel und Petersilie in eine Schüssel geben.

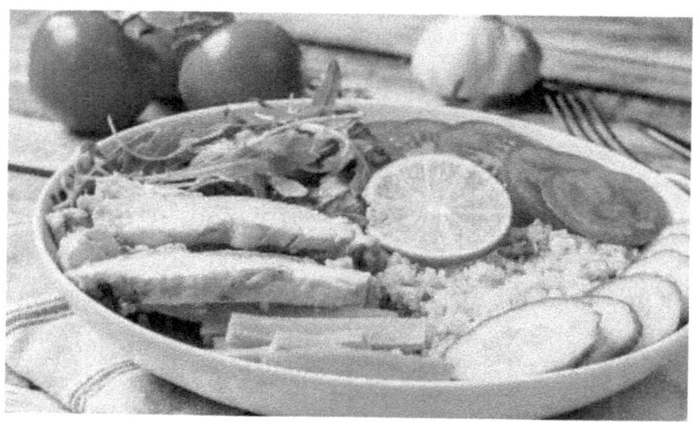

2. In einer separaten Schüssel Tahini, Zitronensaft, Olivenöl, Salz und Pfeffer verrühren, um das Dressing zu backen.

3. Das Dressing über den Salat geben und leicht vermischen.

4. Bei Zimmertemperatur oder gekühlt servieren.

Zubereitungszeit: 15 Minuten

Portion: 2 Portionen

Nährwert:

- Reich an Proteinen, Ballaststoffen, Vitaminen und Antioxidantien.
- Bietet wichtige Nährstoffe für eine gute Gesundheit.

Linsen-Gemüse-Wrap mit Hummus und Spinat

Zutaten:

1 Tasse gekochte Linsen

2 Vollkorn-Tortillas

1/2 Tasse Hummus

Gemischtes Gemüse 1 Tasse (Paprika, Karotten, Zucchini), sautiert

Eine Handvoll frische Spinatblätter

1 Esslöffel Olivenöl

Salz und Pfeffer nach Geschmack

Vorbereitung:

1. In einer Schüssel gekochte Linsen mit sautiertem Gemüse, Olivenöl, Salz und Pfeffer vermischen.
2. Die Vollkorn-Tortillas erwärmen.
3. Jede Tortilla mit Hummus bestreichen.
4. Die Linsen-Gemüse-Mischung auf die Tortillas geben.
5. Mit frischem Spinat belegen.
6. Rollen Sie die Tortillas zu Wraps.
7. Servieren und genießen!

Zubereitungszeit: 20 Minuten

Portion: 2 Portionen

Nährwert:

- Reich an Ballaststoffen, pflanzlichem Protein, Vitaminen und Mineralstoffen.

- Unterstützt die Gesundheit des Verdauungssystems und liefert dauerhafte Energie.

Gegrillte Puten Burger mit Süßkartoffel-Pommes und gemischtem grünen Salat

Zutaten:

8 Unzen gemahlener Truthahn

2 Vollkorn-Burgerbrötchen

1 große Süßkartoffel, in Pommes geschnitten

1 Esslöffel Olivenöl

Gemischtes Grün (Salat, Rucola, Spinat)

1/2 Avocado, in Scheiben geschnitten

1 Esslöffel Balsamico-Vinaigrette

Salz und Pfeffer nach Geschmack

Vorbereitung:

1. Heizen Sie den Grill oder die Grillpfanne auf dem Herd vor.

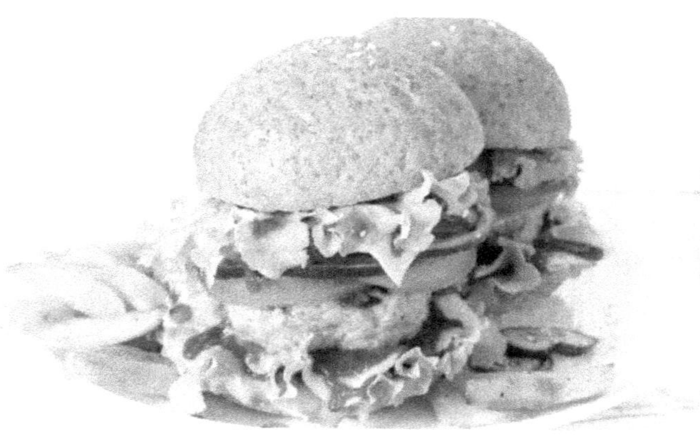

2. Aus dem Putenhackfleisch Pastetchen formen und mit Salz und Pfeffer würzen.

3. Putenburger grillen, bis sie vollständig gar sind.

4. Auf einem Backblech Süßkartoffel-Pommes mit Olivenöl, Salz und Pfeffer vermengen. Knusprig backen.

5. Die Vollkorn-Burger Brötchen toasten.

6. Burger mit Gemischtem Gemüse und Avocadoscheiben zusammenstellen.

7. Mit Süßkartoffel-Pommes als Beilage servieren.

8. Den gemischten grünen Salat mit Balsamico-Vinaigrette beträufeln.

Kochzeit: 25 Minuten

Portion: 2 Portionen

Nährwert:

- Enthält Mageres Protein, komplexe Kohlenhydrate, gesunde Fette und Vitamine.
- Sie unterstützt die Gesundheit und liefert wichtige Nährstoffe.

Kichererbsen-Gemüse-Pfanne mit Quinoa

Zutaten:

1 Tasse gekochte Quinoa

Eine Dose (15 oz) Kichererbsen abgespült
und abgetropft

1 Tasse Brokkoliröschen

1 Paprika, in Scheiben geschnitten

1 Karotte, Julienne

2 Esslöffel Sojasauce (natriumarm)

1 Esslöffel Sesamöl

1 Esslöffel Reisessig

1 Teelöffel Ingwer, gehackt

2 Knoblauchzehen, gehackt

Sesamsamen zum Garnieren (optional)

Vorbereitung:

1. Erwärmen Sie Ihr Sesamöl in einem
   Wok oder einer Pfanne bei mittlerer
   bis hoher Hitze.

2. Ingwer und Knoblauch hinzufügen
   und 1-2 Minuten anbraten.

3. Brokkoli, Paprika und Karotte hinzufügen und unter Rühren anbraten, bis das Gemüse zart-knusprig ist.

4. Kichererbsen, Sojasauce und Reisessig hinzufügen. Zum Mischen umrühren.

5. Servieren Sie die Pfanne auf einem Bett aus gekochtem Quinoa.

6. Nach Belieben mit Sesamkörnern garnieren.

Zubereitungszeit: 20 Minuten

Portion: 2 Portionen

Nährwert:

- Reich an Vitaminen, pflanzlichem Protein, Ballaststoffen und Antioxidantien.

- Unterstützt die Darmgesundheit und liefert wichtige Nährstoffe.

Caprese Salat

Zutaten:

1 Tasse Kirschtomaten, halbiert

1 Kugel frischer Mozzarella, in Scheiben geschnitten

Frische Basilikumblätter

1 Esslöffel Balsamico-Glasur

1 Esslöffel natives Olivenöl extra

Salz und Pfeffer nach Geschmack

Vorbereitung:

1. Tomatenhälften und Mozzarellascheiben auf einer Platte anrichten.

2. Frische Basilikumblätter zwischen Tomaten und Mozzarella legen.

3. Mit Balsamico-Glasur und Olivenöl
beträufeln.

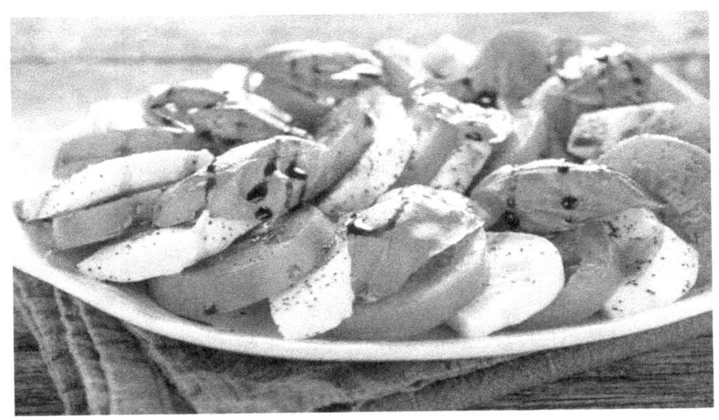

4. Mit Salz und Pfeffer abschmecken.

5. Als angenehmer und leichter Salat
servieren.

Zubereitungszeit: 10 Minuten

Portion: 2 Portionen

Nährwert:

- Reich an Antioxidantien, Kalzium
und gesunden Fetten.

- Unterstützt die Herzgesundheit und
liefert wichtige Nährstoffe.

Spaghettikürbis mit Basilikum Sauce und Beilagensalat

Zutaten:

1 Spaghettikürbis, halbiert und entkernt

1 Tasse Kirschtomaten, halbiert

1/4 Tasse frisches Basilikum, gehackt 8 Unzen gegrillte Garnelen

Gemischter grüner Salat mit Vinaigrette-Dressing

Vorbereitung:

1. Den Spaghettikürbis im Ofen rösten, bis er bissfest ist.

2. Kratzen Sie den Kürbis mit einer Gabel in „Spaghetti"-Stränge.

3. In einer Pfanne Kirschtomaten und frisches Basilikum anbraten, sodass eine schnelle Soße entsteht.

4. Garnelen grillen, bis sie gar sind.

5. Servieren Sie mit Tomaten-Basilikum-Sauce bedeckte Spaghettikürbis zusammen mit gegrillten Garnelen.

6. Mit einem Beilagensalat genießen.

Kochzeit: 40 Minuten (einschließlich Bratzeit für Spaghettikürbis)

Portion: 2 Portionen

Nährwert:

- Kalorienarm, reich an Ballaststoffen, Vitaminen und magerem Eiweiß.

- Unterstützt das Gewichtsmanagement und liefert wichtige Nährstoffe.

Mit Spinat und Feta gefüllte Paprika mit Vollkorn-Couscous

Zutaten:

2 Paprika, halbiert und entkernt

1 Tasse Babyspinat, gehackt

1/2 Tasse Feta-Käse, zerbröselt

1 Tasse Vollkorn-Couscous, gekocht

1/4 Tasse rote Zwiebel, fein gehackt

1 Esslöffel Olivenöl

1 Teelöffel getrockneter Oregano

Salz und Pfeffer nach Geschmack

Vorbereitung:

1. Heizen Sie den Ofen auf 375 °F (190 °C) vor.

2. In einer Schüssel gehackten Spinat, Feta-Käse, gekochtem Couscous, rote Zwiebeln, Olivenöl, Oregano, Salz und Pfeffer vermischen.

3. Die Paprika mit der Mischung füllen.

4. Gefüllte Paprika auf ein Backblech legen und backen, bis die Paprika weich sind.

5. Warm servieren.

Kochzeit: 30 Minuten

Portion: 2 Portionen

Nährwert:

- Reich an Antioxidantien, Ballaststoffen, Vitaminen und Mineralien.
- Bietet pflanzliches Eiweiß und lebenswichtige Elemente.

Quinoa-Bowl und Limetten-Koriander-Dressing

Zutaten:

1 Tasse gekochte Quinoa

Eine Dose (15 oz) schwarze Bohnen abgespült und abgetropft

1 Tasse Maiskörner (frisch oder gefroren)

1 Avocado, gewürfelt

1/2 Tasse Salsa (frisch oder im Laden gekauft)

Für das Limetten-Koriander-Dressing:

2 Esslöffel Limettensaft,

1 Esslöffel gehackter Koriander, 1 Esslöffel Olivenöl, Salz und Pfeffer.

Vorbereitung:

1. In einer Schüssel gekochtes Quinoa, schwarze Bohnen, Mais und gewürfelte Avocado vermischen.

2. In einer zweiten kleinen Schüssel Limettensaft, gehackten Koriander,

Olivenöl, Salz und Pfeffer verrühren, um das Dressing herzustellen.

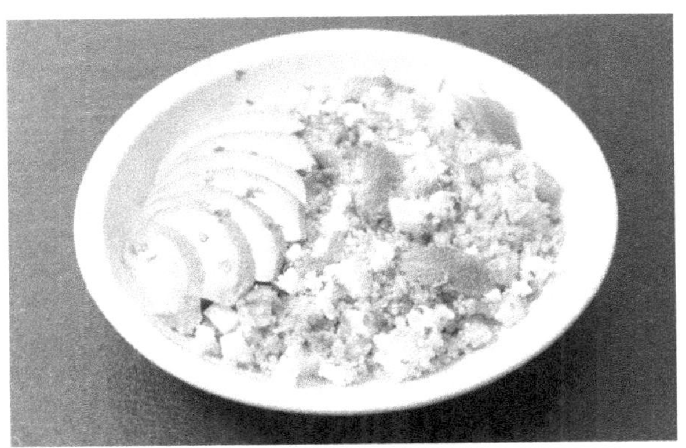

3. Das Limetten-Koriander-Dressing über die Quinoa-Schüssel träufeln.

4. Mit Salsa belegen.

5. Leicht umrühren und servieren.

Zubereitungszeit: 20 Minuten

Portion: 2 Portionen

Nährwert:

- Reich an pflanzlichem Protein, Ballaststoffen, gesunden Fetten und Vitaminen.

- Unterstützt die Darmgesundheit und liefert wichtige Nährstoffe.

Lachssalat mit gemischtem Gemüse, Quinoa und Balsamico-Vinaigrette

Zutaten:

8 Unzen gegrillter oder gebackener Lachs, Flocken

Gemischtes Grün (Salat, Rucola, Spinat)

1 Tasse gekochte Quinoa

1 Tasse Kirschtomaten, halbiert

Balsamico-Vinaigrette:2 Esslöffel Balsamico-Essig, 1 Esslöffel Dijon-Senf, 3 Esslöffel Olivenöl, Salz und Pfeffer.

Vorbereitung:

1. In einer großen Schüssel gemischtes Gemüse, Lachs, Flocken, gekochte Quinoa und Kirschtomaten vermischen.

2. In einer kleinen Schüssel Balsamico-Essig, Dijon-Senf, Olivenöl, Salz und Pfeffer zu einer Vinaigrette verrühren.

3. Die Balsamico-Vinaigrette über den Salat träufeln. Leicht umrühren und servieren.

Zubereitungszeit: 25 Minuten (einschließlich Lachskochzeit)

Portion: 2 Portionen

Nährwert:

- Reich an Omega-3-Fettsäuren, Antioxidantien, Vitaminen und Ballaststoffen.

- Unterstützt die Herzgesundheit und liefert wichtige Nährstoffe.

Mediterranes Kichererbsensalat-Sandwich

Zutaten:

2 Scheiben Vollkornbrot

1/2 Tasse gekochte Kichererbsen, abgespült und abgetropft

1/4 Tasse gehackte Gurke

1/4 Tasse gehackte Tomate

1/4 Tasse gehackte rote Zwiebel

1/4 Tasse zerbröselter Feta-Käse (optional)

1 Esslöffel Olivenöl

1 Esslöffel Zitronensaft

1/2 Teelöffel getrockneter Oregano

Salz und Pfeffer nach Geschmack

1/4 Tasse gemischtes Grün (optional)

Vorbereitung:

1. Die Hälfte der Kichererbsen mit einer Gabel zerdrücken, bis eine streichfähige Konsistenz entsteht.

2. Die restlichen Kichererbsen, Gurken, Tomaten, roten Zwiebeln und Feta-Käse (optional) in einer Schüssel vermengen.

3. Olivenöl, Zitronensaft, Oregano, Salz und Pfeffer verrühren.

4. Das Kichererbsenpüree auf einer Brotscheibe verteilen.

5. Mit der Salatmischung belegen und mit Dressing beträufeln.

6. Für zusätzliche Ballaststoffe und Frische fügen Sie gemischtes Gemüse hinzu (optional).

7. Mit der zweiten Brotscheibe belegen und genießen!

Zubereitungszeit: 10 Minuten

Portion: 1 Portion

Nährwert:

- Reich an Protein, Ballaststoffen, Antioxidantien und gesunden Fetten:

Kurkuma-Lachs mit geröstetem Gemüse und Quinoa

Zutaten:

4 Unzen Lachsfilet

1/2 TL Kurkumapulver

Salz und Pfeffer nach Geschmack

1/2 Tasse gemischtes Gemüse (Brokkoli, Karotten, Zucchini)

1/4 Tasse Quinoa, gekocht

1 Esslöffel Olivenöl

1 Esslöffel Zitronensaft

1/4 Tasse gehackte frische Kräuter (Petersilie, Dill)

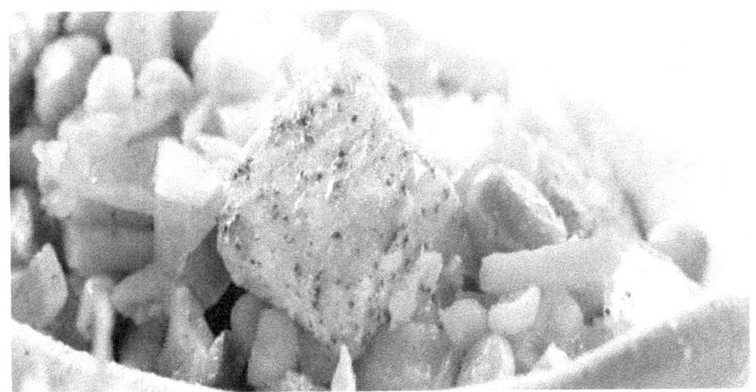

Vorbereitung:

1. den Ofen vorheizen bis 200 °C (400 °F).

2. Mischen Sie Ihr Gemüse mit Olivenöl, Salz und Pfeffer. Auf einem Backblech verteilen.

3. Fisch mit Kurkuma, Salz und Pfeffer einreiben. Auf ein separates Backblech legen.

4. Das Gemüse 15–20 Minuten rösten, bis es weich ist.

5. Braten Sie den Fisch 10–15 Minuten lang oder bis er gar ist.

6. Kombinieren Sie gekochtes Quinoa, Gemüse und Lachs auf einer Platte.

7. Mit Zitronensaft beträufeln und mit Kräutern bestreuen. Genießen

Kochzeit: 25 Minuten

Portion: 1 Portion

Nährwert:

- Enthält Omega-3-Fettsäuren, Ballaststoffe und entzündungshemmend.

Thunfischsalat mit Avocado und Vollkorncrackern

Zutaten:

2 Unzen Thunfisch aus der Dose, abgetropft

1/4 Tasse zerdrückte Avocado

1 Esslöffel Zitronensaft

1 Esslöffel gehackte rote Zwiebel (optional)

1/4 Tasse geschnittener Sellerie (optional)

Salz und Pfeffer nach Geschmack

10 Vollkorncracker

Vorbereitung:

1. Thunfisch, Avocado, Zitronensaft, Zwiebel (optional), Sellerie (optional), Salz und Pfeffer in einer Schüssel vermischen.

2. Die Zutaten zerstampfen, bis sie vollständig vermischt sind.

3. Den Thunfischsalat auf Vollkorncrackern verteilen und genießen!

Zubereitungszeit: 10 Minuten

Portion: 1 Portion

Nährwert:

- Proteinreich, gesunde Fette und wichtige Vitamine.

Hähnchen-Gemüse-Pfanne mit braunem Reis

Zutaten:

4 Unzen Hähnchenbrust ohne Knochen und Haut, gewürfelt

1 Esslöffel Sojasauce (natriumarm)

1 Esslöffel Maisstärke

1 Esslöffel Olivenöl

1/2 Tasse gemischtes Gemüse (Brokkoliröschen, Paprika, Karotten)

1/4 Tasse gehackte Zwiebel

1 Knoblauchzehe, gehackt

1/4 Tasse gekochter brauner Reis

1 Esslöffel geröstete Sesamkörner (optional)

Vorbereitung:

1. Hähnchen 10 Minuten in Sojasauce und Maisstärke marinieren.

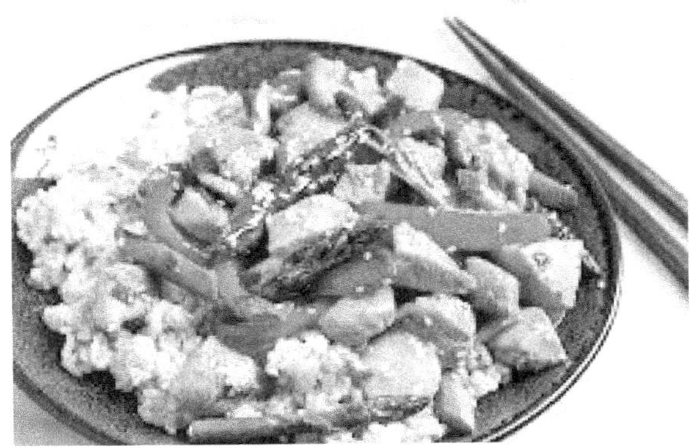

2. Erhitzen Sie Ihr Olivenöl in einer Pfanne bei mittlerer bis hoher Hitze.

3. Hähnchen dazugeben und erhitzen, bis es von allen Seiten goldbraun ist.

4. Gemüse und Zwiebeln hinzufügen und 3-4 Minuten köcheln lassen, bis sie zart-knusprig sind.

5. Knoblauch hinzufügen und eine weitere Minute anbraten.

6. Gießen Sie Ihren gekochten braunen Reis hinein und erhitzen Sie ihn.

7. Mit Sesamkörnern belegen (optional) und genießen!

Kochzeit: 15 Minuten

Portion: 1 Portion

Nährwert:

- Enthält Proteine, Vitamine und Antioxidantien:

Mediterrane Quinoa-Bowl mit geröstetem Gemüse und Tahini-Sauce

Zutaten:

1/2 Tasse gekochte Quinoa

1/2 Tasse gemischtes geröstetes Gemüse (Zucchini, Aubergine, Paprika)

1/4 Tasse gehackte Gurke

1/4 Tasse zerbröselter Feta-Käse (optional)

1 Esslöffel Kalamata-Oliven, entkernt und halbiert

1 Esslöffel gehackte frische Petersilie

2 Esslöffel Tahini Sauce (im Laden gekauft oder hausgemacht)

1 Esslöffel Zitronensaft

1/4 Teelöffel gemahlener Kreuzkümmel

Salz und Pfeffer nach Geschmack

Vorbereitung:

1. den Ofen vorheizen bis 200 °C (400 °F). Mischen Sie Ihr Gemüse mit Olivenöl, Salz und Pfeffer und rösten Sie es 15–20 Minuten lang oder bis es weich ist.

2. Gekochte Quinoa, geröstetes Gemüse, Gurke, Feta-Käse (optional), Oliven

und Petersilie in einer Schüssel vermengen.

3. In einer kleinen Schüssel Tahini Sauce, Zitronensaft, Kreuzkümmel, Salz und Pfeffer verrühren.

4. Die Tahini-Sauce über die Schüssel träufeln und verrühren. Genießen!

Zubereitungszeit: 25 Minuten

Portion: 1 Portion

Nährwert:

- Enthält Proteine, Ballaststoffe, Antioxidantien und gesunde Fette:

Hähnchen- und Gemüse Spieße mit Erdnusssauce

Zutaten:

4 Unzen Hähnchenbrust ohne Knochen und Haut, in mundgerechte Stücke geschnitten

1/2 Tasse Kirschtomaten

1/2 Tasse Paprikastücke (beliebige Farbe)

1/4 Tasse Ananasstücke (optional)

1/4 Tasse rote Zwiebelspalten

1 Esslöffel Olivenöl

Salz und Pfeffer nach Geschmack

1/4 Tasse Erdnussbutter

1 Esslöffel Sojasauce (natriumarm)

1 Esslöffel Limettensaft

1 Esslöffel Reisessig

1/2 Teelöffel Honig

1/4 Teelöffel geriebener Ingwer

1/4 Tasse Wasser

Vorbereitung:

1. Hähnchen, Tomaten, Paprika, Ananas (optional) und rote Zwiebeln auf Spieße stecken.

2. Mit Olivenöl bestreichen und mit Salz und Pfeffer würzen.

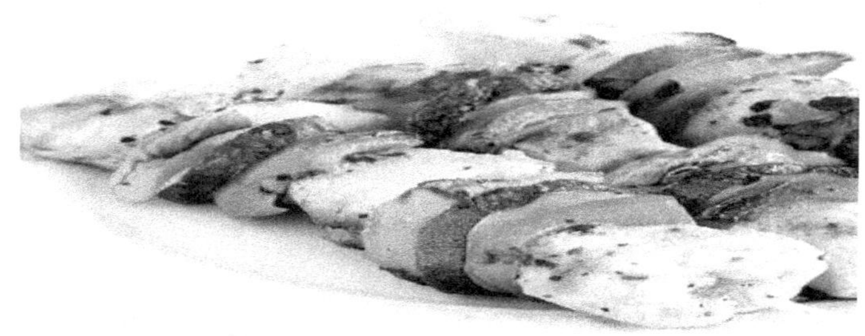

3. Grillen oder backen Sie die Spieße 10–12 Minuten lang oder bis das Hähnchen gar ist.

4. In einer kleinen Schüssel Erdnussbutter, Sojasauce, Limettensaft, Reisessig, Honig, Ingwer und Wasser verrühren.

5. Spieße mit Erdnuss Sauce zum Dippen servieren.

Zubereitungszeit: 15 Minuten

Portion: 1 Portion

Nährwert:

- Reich an Protein

Abendessen-Rezept:

Gebratener Tofu und brauner Reis

Zutaten:

1 Tasse extra fester Tofu, gewürfelt

2 Esslöffel Sojasauce (natriumarm)

1 Esslöffel Sesamöl

1 Esslöffel Reisessig

1 Teelöffel Ingwer, gehackt

2 Knoblauchzehen, gehackt

1 Tasse Paprika, in Scheiben geschnitten

1 Tasse Brokkoliröschen

1/2 Tasse Zuckererbsen

1 Tasse gekochter brauner Reis

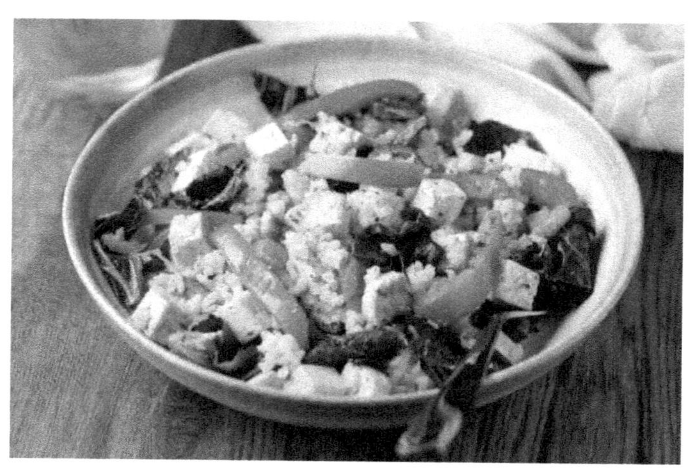

Vorbereitung:

1. Drücken Sie den Tofu aus, um überschüssiges Wasser zu entfernen, und würfeln Sie ihn dann.

2. In einer Schüssel Sojasauce, Sesamöl, Reisessig, Ingwer und Knoblauch vermischen.

3. Einen Wok oder eine Pfanne bei mittlerer bis hoher Hitze erhitzen.

4. Tofuwürfel dazugeben und unter Rühren goldbraun braten.

5. Paprika, Brokkoli und Zuckererbsen hinzufügen. Unter Rühren anbraten, bis das Gemüse zart-knusprig ist.

6. Die Soße über den Tofu und das Gemüse gießen und vermischen.

7. Über gekochtem braunem Reis servieren.

Kochzeit: 20 Minuten

Portion: 2 Portionen

Nährwert:

- Reich an Ballaststoffen, Vitaminen, pflanzlichem Protein und Antioxidantien.

- Unterstützt die Gesundheit des Verdauungssystems, lindert

Entzündungen und liefert wichtige Nährstoffe.

Gegrillte Hähnchenbrust mit Rosmarin, Quinoa-Pilaf und gedünstetem Spargel

Zutaten:

2 Hähnchenbrüste (je 6 oz)

1 Teelöffel getrockneter Rosmarin

1 Esslöffel Olivenöl

Salz und Pfeffer nach Geschmack

1 Tasse Quinoa, gekocht

1/2 Tasse Kirschtomaten, halbiert

1/4 Tasse rote Zwiebel, fein gehackt

1/4 Tasse Feta-Käse, zerbröselt

1 Bund Spargel, geputzt und gekocht

Vorbereitung:

1. Heizen Sie den Grill oder die Grillpfanne auf dem Herd vor.

2. Hähnchenbrust mit getrocknetem Rosmarin, Olivenöl, Salz und Pfeffer einreiben.

3. Hähnchen grillen, bis es gar ist.

4. In einer Schüssel gekochtes Quinoa, Kirschtomaten, rote Zwiebeln und Feta-Käse vermischen.

5. Spargel dünsten, bis er weich ist.

6. Servieren Sie gegrilltes Hähnchen auf einem Bett aus Quinoa-Pilf mit gedünstetem Spargel als Beilage.

Kochzeit: 25 Minuten

Portion: 2 Portionen

Nährwert:

- Enthält Protein, Antioxidantien und Vitamine.

- Unterstützt die Muskel-Gesundheit, liefert langanhaltende Energie und steigert das allgemeine Wohlbefinden.

Gebackener Kabeljau mit Zitrone und Dill, geröstetem Rosenkohl und Wildreis

Zutaten:

2 Kabeljaufilets (je 6 oz)

Saft von 1 Zitrone

1 Esslöffel frischer Dill, gehackt

1 Esslöffel Olivenöl

Salz und Pfeffer nach Geschmack

2 Tassen Rosenkohl, halbiert

1 Tasse gekochter Wildreis

Vorbereitung:

1. Stellen Sie Ihren Ofen auf 200 °C (400 °F) ein.

2. Fischfilets auf eine mit Backpapier ausgelegte Backform legen.

3. Mit Zitronensaft beträufeln und mit frischem Dill, Olivenöl, Salz und Pfeffer bestreuen.

4. Den Kabeljau im vorgeheizten Ofen 15–20 Minuten garen oder bis er gar ist.

5. Rosenkohl mit Olivenöl, Salz und Pfeffer vermischen und dann rösten, bis er braun ist.

6. Servieren Sie gebackenen Kabeljau auf einem Bett aus Wildreis und geröstetem Rosenkohl als Beilage.

Kochzeit: 25 Minuten

Portion: 2 Portionen

Nährwert:

- Reich an Vitaminen, Ballaststoffen, Omega-3-Fettsäuren und Antioxidantien.

- Sie unterstützt die Herzgesundheit, verringert Entzündungen und liefert wichtige Nährstoffe.

Teriyaki-Lachs mit gebratenem Gemüse und braunem Reis

Zutaten:

2 Lachsfilets (je 6 oz)

2 Esslöffel Teriyaki-Sauce (natriumarm)

1 Esslöffel Olivenöl

1 Tasse Brokkoliröschen

1 Karotte, Julienne

1 Paprika, in Scheiben geschnitten

2 Knoblauchzehen, gehackt

1 Tasse gekochter brauner Reis

Vorbereitung:

1. Lachsfilets 15 Minuten in Teriyaki-Sauce marinieren.

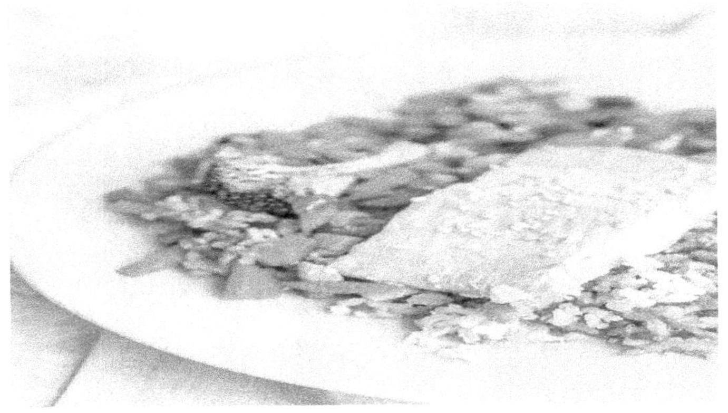

2. Erhitzen Sie Ihr Olivenöl in einer Pfanne bei mittlerer bis hoher Hitze.

3. Lassen Sie den Lachs auf jeder Seite 3–4 Minuten garen, bis er gar ist.

4. In derselben Pfanne Brokkoli, Karotte, Paprika und gehackten Knoblauch anbraten, bis das Gemüse zart-knusprig ist.

5. Servieren Sie Teriyaki-Lachs auf einem Bett aus braunem Reis mit gebratenem Gemüse.

Kochzeit: 20 Minuten

Portion: 2 Portionen

Nährwert:

- Reich an Vitaminen, Ballaststoffen, Omega-3-Fettsäuren und Antioxidantien.
- Sie unterstützt die Herzgesundheit, verringert Entzündungen und liefert wichtige Nährstoffe.

Auberginen-Kichererbsen-Curry mit Quinoa

Zutaten:

Eine Aubergine abgespült und abgetropft, 1 Dose (15 oz) Kichererbsen gewürfelt

1 Zwiebel, fein gehackt

2 Tomaten, gewürfelt

2 Knoblauchzehen, gehackt

1 Esslöffel Currypulver

1 Teelöffel Kreuzkümmel

1 Teelöffel Koriander

1 Tasse Gemüsebrühe

1/4 Tasse Kokosmilch

Salz und Pfeffer nach Geschmack

1 Tasse gekochte Quinoa

Vorbereitung:

1. In einem großen Topf Knoblauch und Zwiebeln anbraten, bis sie weich sind.

2. Gewürfelte Auberginen, Kichererbsen, Tomaten, Currypulver, Kreuzkümmel und Koriander hinzufügen. 5 Minuten kochen lassen.

3. Gemüsebrühe und Kokosmilch gießen, köcheln lassen, bis die Aubergine weich ist.
4. Mit Salz und Pfeffer würzen.
5. Servieren Sie das Auberginen-Kichererbsen-Curry auf einem Bett aus gekochtem Quinoa.

Kochzeit: 25 Minuten

Portion: 2 Portionen

Nährwert:

- Reich an Ballaststoffen, Antioxidantien, pflanzlichem Protein und entzündungshemmenden Bestandteilen.
- Unterstützt die Gesundheit des Verdauungssystems, lindert Entzündungen und liefert wichtige Nährstoffe.

Gegrillte Garnelen mit Zitronen Kräutern, Quinoa und geröstetem Gemüse

Zutaten:

8 Unzen große Garnelen, geschält und entdarmt

Schale und Saft von 1 Zitrone

1 Esslöffel frische Kräuter (wie Petersilie oder Thymian), gehackt

2 Esslöffel Olivenöl

Salz und Pfeffer nach Geschmack

1 Tasse Quinoa, gekocht

1 Zucchini, in Scheiben geschnitten

1 Paprika, in Scheiben geschnitten

1 Tasse Kirschtomaten, halbiert

Vorbereitung:

1. Garnelen in einer Schüssel mit Zitronenschale, Zitronensaft, frischen Kräutern, Olivenöl, Salz und Pfeffer marinieren. Lassen Sie es mindestens 15 Minuten lang marinieren.

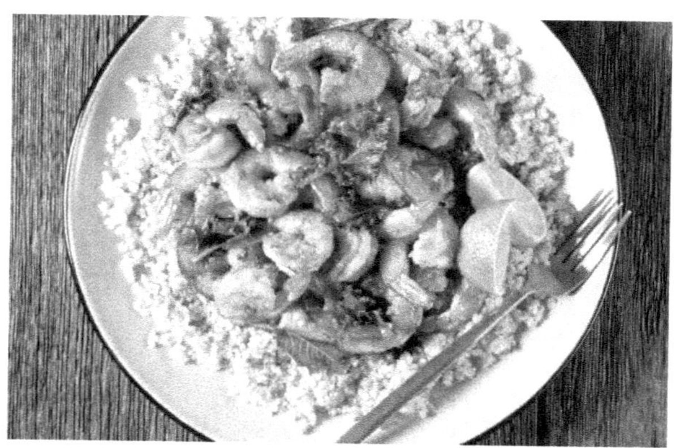

2. Heizen Sie den Grill oder die Grillpfanne vor.
3. Garnelen grillen, bis sie gar sind.
4. In einer separaten Pfanne Zucchini, Paprika und Kirschtomaten rösten, bis sie weich sind.

5. Servieren Sie gegrillte Garnelen auf einem Bett aus Quinoa mit geröstetem Gemüse als Beilage.

Kochzeit: 20 Minuten

Portion: 2 Portionen

Nährwert:

- Reich an Vitaminen, Proteinen, Omega-3-Fettsäuren und Antioxidantien.
- Unterstützt die Muskelfunktion, lindert Entzündungen und liefert wichtige Nährstoffe.

Gefüllte Paprika mit Putenhackfleisch und Quinoa

Zutaten:

2 Paprika, halbiert und entkernt

1 Tasse mageres Putenhackfleisch

1/2 Tasse Quinoa, gekocht

1/2 Tasse schwarze Bohnen, abgetropft und abgespült

1/2 Tasse Maiskörner (frisch oder gefroren)

1 Tasse Tomatensauce

1 Teelöffel Kreuzkümmel

1 Teelöffel Chilipulver

Salz und Pfeffer nach Geschmack

1/4 Tasse geriebener Käse (optional)

Vorbereitung:

1. Stellen Sie Ihren Backofen auf 375 °F (190 °C) ein.

2. In einer Pfanne das Putenhackfleisch anbraten, bis es braun ist.

3. Gekochte Quinoa, schwarze Bohnen, Mais, Tomatensauce, Kreuzkümmel, Chilipulver, Salz und Pfeffer in die

Pfanne geben. Zum Mischen umrühren.

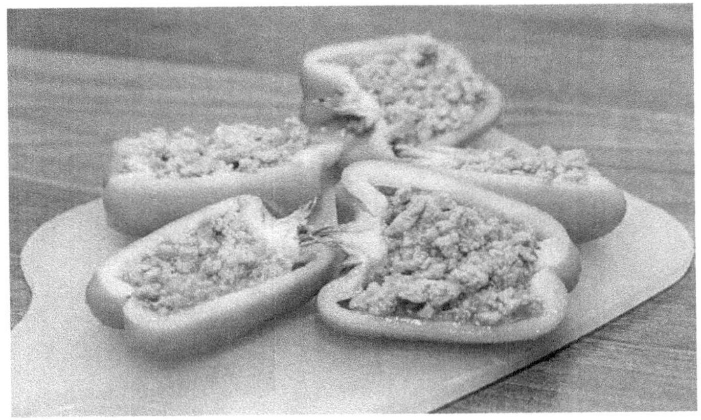

4. Paprika mit der Truthahn-Quinoa-Mischung füllen.
5. Gefüllte Paprika auf ein Backblech legen und backen, bis die Paprika weich sind.
6. Optional: Streuen Sie geriebenen Käse darüber und backen Sie ihn, bis er geschmolzen ist.
7. Warm servieren.

Kochzeit: 30 Minuten

Portion: 2 Portionen

Nährwert:

- Enthält Protein, Vollkornprodukte, Ballaststoffe und Antioxidantien.
- Unterstützt die Muskelfunktion und die Darmgesundheit und liefert wichtige Nährstoffe.

Lachs mit geröstetem Gemüse und Quinoa-Risotto

Zutaten:

Lachs:

4 Unzen Lachsfilet

1 Esslöffel Olivenöl

Salz und Pfeffer nach Geschmack

Gebratenes Gemüse:

1/2 Tasse gemischtes Gemüse (Brokkoli Röschen, Rosenkohl, Karotten)

1 Esslöffel Olivenöl

Salz und Pfeffer nach Geschmack

Quinoa-Risotto:

1/4 Tasse Quinoa, abgespült

1 Tasse Gemüsebrühe

1/4 Tasse gehackte Zwiebel

1 Knoblauchzehe, gehackt

1/4 Tasse gehackte Pilze (optional)

1 Esslöffel geriebener Parmesankäse (optional)

Salz und Pfeffer nach Geschmack

Vorbereitung:

1. den Ofen vorheizen bis 200 °C (400 °F).

2. ***Lachs:***Fisch mit Salz, Pfeffer und Olivenöl würzen und auf ein mit Backpapier ausgelegtes Backblech legen.

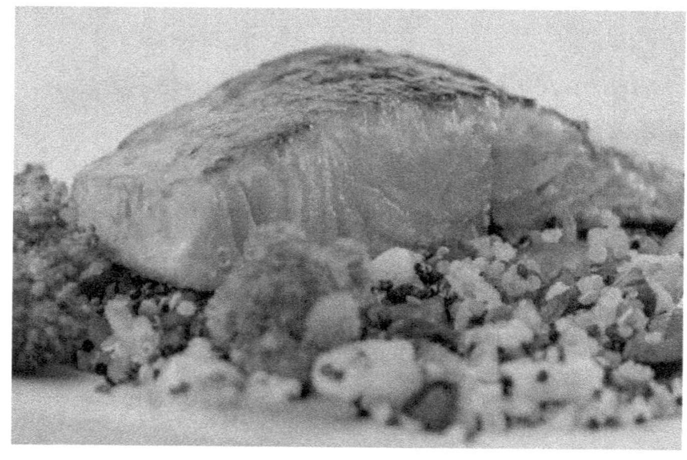

3. ***Gebratenes Gemüse:***Mischen Sie Ihr Gemüse mit Olivenöl, Salz und Pfeffer. Auf einem separaten Backblech verteilen.

4. ***Quinoa-Risotto:***Einen Esslöffel Olivenöl in einer Pfanne bei mittlerer Hitze erwärmen. Zwiebel und

Knoblauch hinzufügen und 3 Minuten köcheln lassen.

5. Quinoa hinzufügen und 1 Minute rösten. Mit Gemüsebrühe aufgießen, zum Kochen bringen und unter regelmäßigem Rühren 15 Minuten kochen lassen.

6. Pilze hinzufügen (optional) und weitere 5 Minuten köcheln lassen. Mit Salz und Pfeffer würzen. Parmesankäse einrühren (optional) und vom Herd nehmen.

7. Backen Sie das Lachs und das Gemüse 10–12 Minuten lang oder bis der Lachs gar ist und das Gemüse weich ist.

8. Servieren Sie Fisch und geröstetes Gemüse zum Quinoa-Risotto.

Kochzeit: 30 Minuten

Portion: 1 Portion

Nährwert:

- Enthält Omega-3-Fettsäuren, Ballaststoffe und Antioxidantien.

Linsen-Süßkartoffel-Curry mit Kokosmilch und braunem Reis

Zutaten:

Curry:

1/2 Tasse braune Linsen, gewaschen

1 Tasse vegetarische Brühe

1/2 mittelgroße Süßkartoffel, gewürfelt

1/4 Tasse gehackte Zwiebel

1 Knoblauchzehe, gehackt

1 Teelöffel Currypulver

1/2 Teelöffel gemahlene Kurkuma

1/4 Teelöffel gemahlener Ingwer

1/4 Tasse gehackte Tomate

1/4 Tasse Kokosmilch

Salz und Pfeffer nach Geschmack

Brauner Reis:

1/4 Tasse gekochter brauner Reis

Vorbereitung:

1. Linsen, Gemüsebrühe, Süßkartoffel, Zwiebel, Knoblauch, Currypulver, Kurkuma, Ingwer und Tomate in einem Topf vermischen.

2. Zum Kochen bringen, dann die Hitze reduzieren und 20 Minuten köcheln lassen, oder bis die Linsen gar sind.

3. Kokosmilch einrühren und mit Salz und Pfeffer würzen.

4. Curry über braunem Reis servieren.

Kochzeit: 25 Minuten

Portion: 1 Portion

Nährwert:

- Enthält Proteine, Ballaststoffe und ist entzündungshemmend.

Putenhackbraten mit geröstetem Spargel und cremiger Tomatensauce

Zutaten:

Hackbraten:

1/2 Pfund mageres Putenhackfleisch

1/4 Tasse gehackte Zwiebel

1/4 Tasse geschnittene Paprika

1/4 Tasse gehackte Pilze (optional)

1/4 Tasse Haferflocken

1 Esslöffel Tomatenmark

1 Teelöffel getrockneter Oregano

1/2 Teelöffel Knoblauchpulver

Salz und Pfeffer nach Geschmack

Gerösteter Spargel:

1 Tasse Spargelstangen, geputzt

1 Esslöffel Olivenöl

Salz und Pfeffer nach Geschmack

Cremige Tomatensauce:

1/2 Tasse gewürfelte Tomaten aus der Dose,
nicht abgetropft

1/4 Tasse fettarme Milch

1/3 Tasse Maisstärke

frische Petersilie, gehackt, 1 EL

Vorbereitung:

1. Machen Sie den Ofen heiß, etwa 400
   °F oder 200 °C.

2. Puten, Hackfleisch, Zwiebeln,
   Paprika, Pilze (falls gewünscht),
   Hafer, Tomatenmark, Oregano,
   Knoblauchpulver, Salz und Pfeffer
   sollten alle in einem Behälter für den

Hackbraten vermischt werden. Achten Sie darauf, gründlich zu mischen.

3. Den Teig zu einem Laib formen und auf ein mit Backpapier ausgelegtes Backblech legen.

4. Den Spargel in Olivenöl marinieren, mit Salz und Pfeffer würzen und rösten, bis er weich ist. Verteilen Sie die Mischung auf zwei Backbleche.

5. Hackbraten und Spargel 20–25 Minuten backen, oder bis der Hackbraten gar ist und der Spargel zart-knusprig ist.

6. ***Cremige Tomatensauce:***Maisstärke, Milch und Tomatenwürfel in einen kleinen Topf geben und umrühren. Reduzieren Sie die Hitze auf eine niedrige Stufe und köcheln Sie, bis

die Mischung eindickt. Petersilie unterrühren.

7. Den Hackbraten mit geröstetem Spargel und cremiger Tomatensauce servieren.

Kochzeit: 25 Minuten

Portion: 1 Portion

Nährwert:

- Enthält Protein, Vitamine und Antioxidantien.

Vegetarisches Chili mit schwarzen Bohnen, Quinoa und gerösteten Süßkartoffeln

Zutaten:

Chili:

Eine halbe Tasse schwarze Bohnen aus der Dose, gewaschen und abgetropft

1/4 Tasse gekochte Quinoa

1/4 Tasse gehackte Zwiebel

1 Knoblauchzehe, gehackt

1/2 Tasse geschnittene Paprika

1/4 Tasse gehackter Sellerie

1/4 Tasse gewürfelte Tomaten aus der Dose

1/4 Tasse natriumarme Gemüsebrühe

1 Teelöffel Chilipulver

1/2 Teelöffel Kreuzkümmel

1/4 Teelöffel geräuchertes Paprikapulver

Salz und Pfeffer nach Geschmack

Geröstete Süßkartoffel:

1/2 kleine Süßkartoffel, gewürfelt

1 Esslöffel Olivenöl

Salz und Pfeffer nach Geschmack

Vorbereitung:

1. Machen Sie den Ofen heiß, etwa 400 °F oder 200 °C.

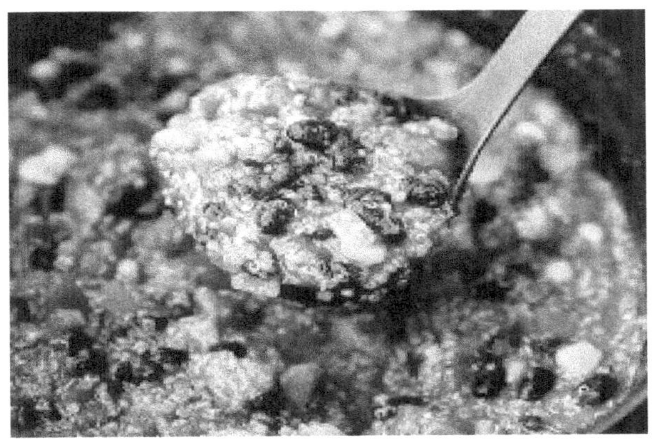

2. **_Geröstete Süßkartoffel:Süßkartoffel Würfel_** mit Olivenöl, Salz und Pfeffer vermengen. Auf einem Backblech verteilen und dann 20–25 Minuten rösten, oder bis es weich ist.

3. In der Zwischenzeit erwärmen Sie Ihr Olivenöl in einem Topf oder Schmortopf bei mittlerer Hitze. Zwiebel und Knoblauch hinzufügen und 3 Minuten köcheln lassen.

4. Paprika, Sellerie, Tomaten, Würfel, Gemüsebrühe, Chilipulver, Kreuzkümmel, Paprika, Salz und Pfeffer hinzufügen. Zum Kochen bringen und 10 Minuten kochen lassen.

5. Schwarze Bohnen und Quinoa unterrühren. Durchwärmen.

6. Chili mit gerösteten Süßkartoffeln garniert servieren.

Kochzeit: 30 Minuten

Portion: 1 Portion

Nährwert:

- Vollgepackt mit pflanzlichem Protein, Ballaststoffen und Antioxidantien:

Gebackenes Hähnchen und Gemüse mit Vollkorn-Couscous

Zutaten:

Huhn mit Gemüse:

4 Unzen Hähnchenbrust ohne Knochen und Haut

1 Esslöffel Olivenöl

Salz und Pfeffer nach Geschmack

1/2 Tasse gehackte Brokkoliröschen

1/4 Tasse geschnittene Karotten

1/4 Tasse gehackte rote Zwiebel

frische Petersilie, gehackt, 1 EL

Vollkorn-Couscous:

1/4 Tasse Vollkorn-Couscous

1/2 Tasse kochendes Wasser

1 Esslöffel Olivenöl

Salz und Pfeffer nach Geschmack

Vorbereitung:

1. den Ofen vorheizen bis 200 °C (400 °F).

2. Hähnchen mit Olivenöl, Salz und Pfeffer würzen und auf ein mit Backpapier ausgelegtes Backblech legen.

3. Brokkoli, Karotten und rote Zwiebeln mit Olivenöl, Salz und Pfeffer vermischen und rund um das Hähnchen auf dem Backblech verteilen.

4. 20–25 Minuten backen, oder bis das Hähnchen gar und das Gemüse weich ist.

5. In der Zwischenzeit kochen Couscous nach Packungsanleitung mit kochendem Wasser und Olivenöl . Mit Salz und Pfeffer würzen.

6. Servieren Sie Hühnchen und Gemüse
   auf Vollkorn-Couscous und garnieren
   Sie es mit Petersilie.

Kochzeit: 25 Minuten

Portion: 1 Portion

Nährwert:

- Enthält Eiweiß, Vitamine und Ballaststoffe

Quinoa und Brokkoli unter Rühren mit Tofu anbraten

Zutaten:

Eine Tasse Quinoa, gewaschen

2 Tassen Brokkoliröschen

Ein Block Tofu, gepresst und gewürfelt

1 rote Paprika, in Scheiben geschnitten

3 Knoblauchzehen, gehackt

2 Esslöffel Sojasauce (natriumarm)

1 Esslöffel Sesamöl

2 Esslöffel Olivenöl

4 Frühlingszwiebeln, gehackt

Sesamsamen zum Garnieren

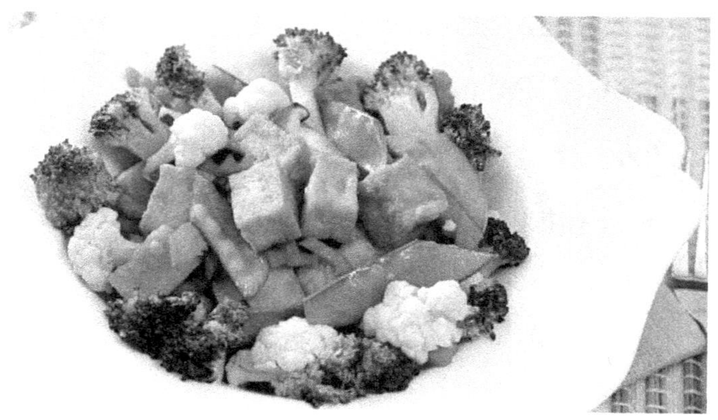

Vorbereitung:

1. Quinoa nach Packungsanleitung kochen.

2. Erhitzen Sie Ihr Olivenöl in einem großen Wok oder einer Pfanne bei mittlerer bis hoher Hitze.

3. Gewürfelten Tofu hinzufügen und erhitzen, bis er von allen Seiten goldbraun ist.

4. Gehackten Knoblauch und gehackte
rote Paprika dazugeben. 2–3 Minuten
unter Rühren braten.

5. Brokkoliröschen dazugeben und
weiterbraten, bis das Gemüse
zart-knusprig ist, dann gekochtes
Quinoa, Sojasauce und Sesamöl
unterrühren. Gut mischen.

6. Weitere 2-3 Minuten kochen lassen,
um sicherzustellen, dass alles gut
vermischt ist.

7. Vor dem Servieren mit gehackten
Frühlingszwiebeln und Sesamkörnern
dekorieren.

Kochzeit: 30 Minuten

Portion: 4 Portionen

Nährwert:

- Reich an pflanzlichem Protein, Ballaststoffen, Antioxidantien und Vitaminen.

- Es unterstützt die Gesundheit des Verdauungssystems, lindert Entzündungen und liefert wichtige Nährstoffe.

Kapitel 5: Rezepte für mageres Protein und Meeresfrüchte

Diäten mit magerem Protein:

Mit Zitronen-Knoblauch gebackene Hähnchenbrust mit Quinoa und gedünstetem Spargel

Zutaten:

Zwei Hähnchenbrustfilets ohne Knochen und Haut (je 170 g)

Schale und Saft von 1 Zitrone

2 Knoblauchzehen, gehackt

1 Esslöffel Olivenöl

Salz und Pfeffer nach Geschmack

1 Tasse Quinoa, gekocht

1 Bund Spargel, geputzt

Frische Petersilie zum Garnieren

Vorbereitung:

1. Heizen Sie den Ofen auf 400 °F (200 °C) vor.

2. Hähnchenbrust in eine Auflaufform legen.

3. In einer Schüssel Zitronenschale, Zitronensaft, gehackten Knoblauch, Olivenöl, Salz und Pfeffer vermischen. Über das Huhn gießen.

4. Backen Sie das Hähnchen im vorgeheizten Ofen 20–25 Minuten lang oder bis es gar ist.

5. Während das Hähnchen backt, den Spargel köcheln lassen, bis er weich ist.

6. Servieren Sie gekochtes Hähnchen auf einem Bett aus Quinoa mit gedünstetem Spargel als Beilage.

7. Mit frischer Petersilie garnieren.

Kochzeit: 25 Minuten

Portion: 2 Portionen

Nährwert:

- Reich an magerem Protein, Antioxidantien, Ballaststoffen und Vitaminen.

- Unterstützt die Muskelfunktion, lindert Entzündungen und liefert wichtige Nährstoffe.

Puten-Gemüse-Spieße mit Quinoa-Salat

Zutaten:

1 Pfund mageres Putenhackfleisch

1 Paprika, in Stücke geschnitten

1 Zucchini, in Scheiben geschnitten

1 rote Zwiebel, in Spalten geschnitten

2 Esslöffel Olivenöl

1 Teelöffel getrockneter Oregano

Salz und Pfeffer nach Geschmack

Quinoa-Salat:

1 Tasse gekochter Quinoa,

1 Gurke (gewürfelt), 1 Tasse Kirschtomaten
(halbiert), 2 Esslöffel Fetakäse (zerbröckelt),
1 Esslöffel Balsamico-Vinaigrette.

Vorbereitung:

1. Heizen Sie den Grill oder die
   Grillpfanne vor.
2. In einer Schüssel Putenhackfleisch,
   Olivenöl, getrockneten Oregano, Salz
   und Pfeffer vermischen.
3. Aus der Tomatenmischung kleine
   Fleischbällchen formen.

4. Putenfleischbällchen, Paprikastücke, Zucchinischeiben und rote Zwiebelspalten auf Spieße stecken.

5. Grillen Sie die Spieße, bis der Truthahn gar ist und das Gemüse weich ist.

6. In einer separaten Schüssel gekochtes Quinoa, Gurkenscheiben, Kirschtomaten, Feta-Käse und Balsamico-Vinaigrette hinzufügen, um den Quinoa-Salat zu bilden.

7. Servieren Sie Puten- und Gemüsespieße auf einem Bett aus Quinoa-Salat.

Kochzeit: 20 Minuten

Portion: 2 Portionen

Nährwert:

- Reich an magerem Eiweiß, Ballaststoffen, Antioxidantien und Vitaminen.
- Unterstützt die Muskelfunktion und die Darmgesundheit und liefert wichtige Nährstoffe.

Gegrillter Zitronen-Kräuter-Tofu mit Brokkoli und braunem Reis

Zutaten:

Extra Fester Tofu, 1 Block, gepresst und in Würfel geschnitten

Schale und Saft von 1 Zitrone

2 Esslöffel Sojasauce (natriumarm)

1 Esslöffel Olivenöl

1 Teelöffel getrockneter Thymian

Salz und Pfeffer nach Geschmack

2 Tassen Brokkoliröschen

1 Tasse gekochter brauner Reis

Vorbereitung:

1. In einer Schüssel Tofuwürfel mit Zitronenschale, Zitronensaft, Sojasauce, Olivenöl, getrocknetem Thymian, Salz und Pfeffer vermischen. Lassen Sie es mindestens 15 Minuten lang marinieren.

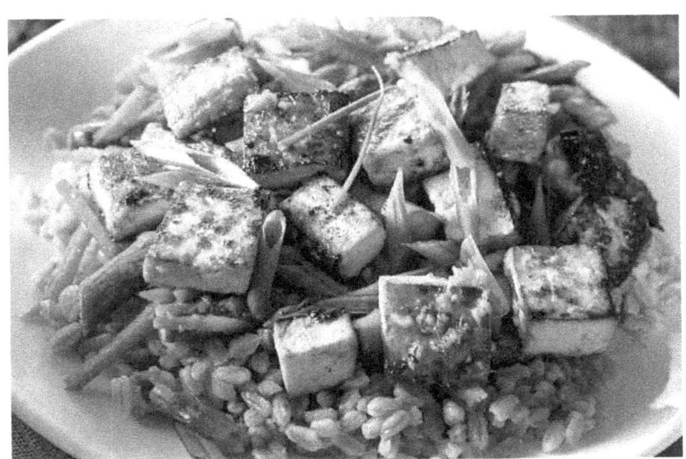

2. Heizen Sie den Grill oder die Grillpfanne vor.

3. Tofuwürfel grillen, bis sie goldbraun und leicht knusprig sind.

4. Brokkoli dämpfen, bis er weich ist.

5. Servieren Sie gegrillten Tofu auf einem Bett aus braunem Reis mit gedünstetem Brokkoli als Beilage.

Kochzeit: 20 Minuten

Portion: 2 Portionen

Nährwert:

- Reich an pflanzlichem Protein, Ballaststoffen, Antioxidantien und Vitaminen.

- Unterstützt die Muskelfunktion, lindert Entzündungen und liefert wichtige Nährstoffe.

Gegrilltes Hähnchen-Souvlaki nach griechischer Art mit Tzatziki-Sauce und Quinoa

Zutaten:

Zwei Hähnchenbrustfilets ohne Knochen und Haut (je 170 g)

2 Esslöffel griechischer Joghurt

1 Esslöffel Olivenöl

1 Teelöffel getrockneter Oregano

2 Knoblauchzehen, gehackt

Salz und Pfeffer nach Geschmack

Quinoa: 1 Tasse gekochter Quinoa, 1 Gurke (gewürfelt), 1 Tasse Kirschtomaten (halbiert), 1/4 Tasse rote Zwiebel (fein gehackt), 2 Esslöffel Fetakäse (zerbröckelt)

Tzatziki Sauce: 1/2 Tasse griechischer Joghurt, 1/2 Gurke (gerieben), 1 Esslöffel frischer Dill (gehackt), 1 Knoblauchzehe (gehackt), Salz und Pfeffer nach Geschmack

Vorbereitung:

1. In einer Schüssel griechischen Joghurt, Olivenöl, getrockneten

Oregano, gehackten Knoblauch, Salz und Pfeffer vermischen. Hähnchenbrust mit der Mischung bestreichen und mindestens 30 Minuten marinieren lassen.

2. Heizen Sie den Grill oder die Grillpfanne vor.

3. Hähnchenbrüste grillen, bis sie gar sind.

4. In einer separaten Schüssel gekochtes Quinoa, Gurkenwürfel, Kirschtomaten, rote Zwiebeln und Feta-Käse hinzufügen, um die Quinoa-Mischung zu erhalten.

5. In einer anderen Schüssel griechischen Joghurt, geriebene Gurke, gehackten Dill, gehackten Knoblauch, Salz und Pfeffer

vermischen, um die Tzatziki-Sauce herzustellen.

6. Servieren Sie gegrilltes Hähnchen auf einer Quinoa-Mischung mit einer Beilage Tzatziki-Sauce.

Kochzeit: 25 Minuten

Portion: 2 Portionen

Nährwert:

- Reich an magerem Protein, Probiotika, Antioxidantien und Vitaminen.

- Unterstützt die Muskelfunktion und die Darmgesundheit und liefert wichtige Nährstoffe.

Ahi-Thunfisch in Sesamkruste mit gebratenem Gemüse und braunem Reis

Zutaten:

2 Ahi-Thunfischsteaks (je 6 oz)

2 Teelöffel Sesamkörner

1 Esslöffel Sojasauce (natriumarm)

1 Esslöffel Sesamöl

1 Teelöffel Ingwer, gehackt

2 Knoblauchzehen, gehackt

1 Tasse gemischtes Gemüse (Brokkoli, Paprika, Zuckererbsen)

1 Tasse gekochter brauner Reis

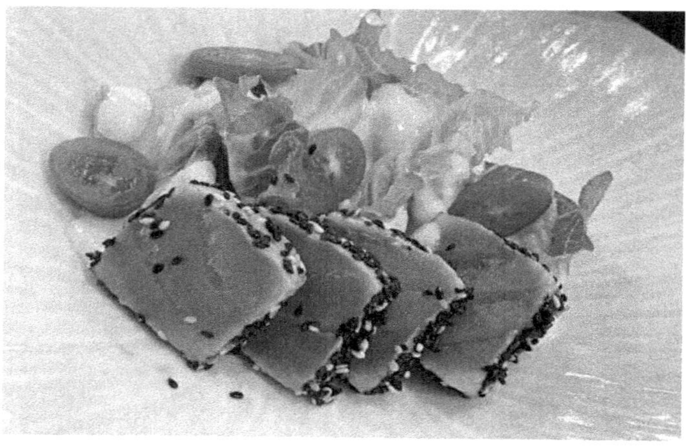

Vorbereitung:

1. Ahi-Thunfischsteaks mit Sesamkörnern bestreichen und auf die Oberfläche drücken.

2. In einer Schüssel Sojasauce, Sesamöl, gehackten Ingwer und gehackten Knoblauch vermischen.

3. Erhitzen Sie eine Pfanne bei mittlerer bis hoher Hitze.

4. Thunfischsteaks auf jeder Seite 1–2 Minuten oder bis zum gewünschten Gargrad scharf anbraten.

5. In derselben Pfanne das gemischte Gemüse unter Rühren anbraten, bis es zart-knusprig ist.

6. Servieren Sie den mit Sesam überzogenen Ahi-Thunfisch auf einem Bett aus braunem Reis mit gebratenem Gemüse als Beilage.

Kochzeit: 15 Minuten

Portion: 2 Portionen

Nährwert:

- Reich an magerem Protein, Omega-3-Fettsäuren, Antioxidantien und Vitaminen.

- Sie unterstützt die Herzgesundheit, verringert Entzündungen und liefert wichtige Nährstoffe.

Gegrillte Pesto-Garnelen mit Quinoa und geröstetem Gemüse

Zutaten:

Acht Unzen große Garnelen, geschält und entdarmt

2 Esslöffel Pesto Sauce

1 Esslöffel Olivenöl

Salz und Pfeffer nach Geschmack

Quinoa: 1 Tasse gekochter Quinoa, 1 Tasse Kirschtomaten (halbiert), 1 Tasse Spargel (in mundgerechte Stücke geschnitten), 1 Esslöffel Balsamico-Glasur

Vorbereitung:

1. In einer Schüssel Garnelen mit Pesto, Sauce, Olivenöl, Salz und Pfeffer vermischen. Lassen Sie es mindestens 15 Minuten lang marinieren.

2. Heizen Sie den Grill oder die Grillpfanne vor.

3. Garnelen grillen, bis sie vollständig gar sind.

4. In einer separaten Schüssel gekochtes Quinoa, Kirschtomaten und Spargel zu einer Quinoa-Kombination vermischen.

5. Balsamico-Glasur über die Quinoa-Mischung träufeln.

6. Servieren Sie mit Pesto gegrillte Garnelen auf einem Bett aus Quinoa-Mischung.

Kochzeit: 20 Minuten

Portion: 2 Portionen

Nährwert:

- Reich an magerem Protein, gesunden Fetten, Antioxidantien und Vitaminen.

- Unterstützt die Muskelfunktion, lindert Entzündungen und liefert wichtige Nährstoffe.

Orangen glasierte Putenfleischbällchen mit Quinoa und gedünsteten grünen Bohnen

Zutaten:

1 Pfund mageres Putenhackfleisch, Schale und Saft einer Orange

2 Teelöffel Vollkorn-Semmelbrösel

1 Esslöffel Sojasauce (natriumarm)

1 Teelöffel Ingwer, gehackt

2 Knoblauchzehen, gehackt

Salz und Pfeffer nach Geschmack

Quinoa: 1 Tasse gekochter Quinoa, 1/4 Tasse getrocknete Preiselbeeren, 1/4 Tasse gehackte Mandeln

2 Tassen grüne Bohnen, dämpfen

Vorbereitung:

1. Heizen Sie den Ofen auf 375 °F (190 °C) vor.

2. In einer Schüssel Putenhackfleisch, Orangenschale, Orangensaft, Semmelbrösel, Sojasauce, gehackten

Ingwer, gehackten Knoblauch, Salz und Pfeffer vermischen.

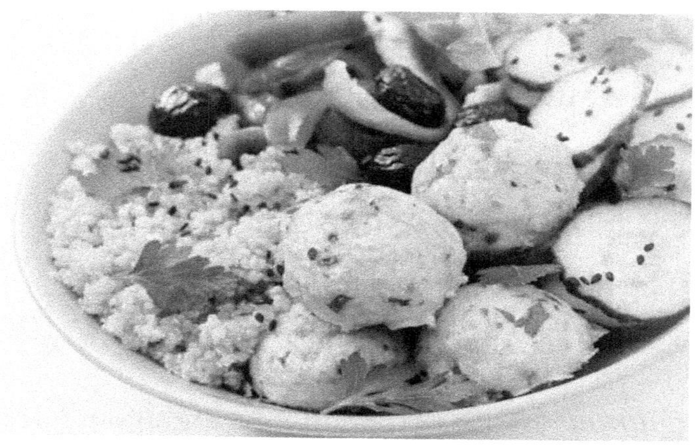

3. Aus der Mischung kleine Fleischbällchen formen und auf ein Backblech legen.

4. Backen Sie die Fleischbällchen im vorgeheizten Ofen 20–25 Minuten lang oder bis sie gar sind.

5. Kombinieren Sie in einer separaten Schüssel gekochtes Quinoa mit getrockneten Preiselbeeren und

gehobelten Mandeln, um die Quinoa-Kombination zu erhalten.

6. Grüne Bohnen dämpfen, bis sie weich sind.

7. Servieren Sie mit Orangen glasierte Putenfleischbällchen auf einem Bett aus Quinoa-Mischung und gedünsteten grünen Bohnen als Beilage.

Kochzeit: 30 Minuten

Portion: 2 Portionen

Nährwert:

- Reich an magerem Protein, Ballaststoffen, Antioxidantien und Vitaminen.

- Unterstützt die Muskelfunktion, lindert Entzündungen und liefert wichtige Nährstoffe.

Gebackener Kabeljau mit Zitronen Kräutern, Linsensalat und geröstetem Rosenkohl

Zutaten:

2 Kabeljaufilets (je 6 oz)

Schale und Saft von 1 Zitrone

1 Esslöffel frische Petersilie, gehackt

1 Esslöffel Olivenöl

Salz und Pfeffer nach Geschmack

Linsensalat: 1 Tasse gekochte grüne Linsen, 1 Gurke (gewürfelt), 1 rote Paprika (gewürfelt), 1/4 Tasse rote Zwiebel (fein gehackt),

2 Esslöffel Balsamico-Vinaigrette

2 Tassen Rosenkohl, halbiert und geröstet

Vorbereitung:

1. Heizen Sie den Ofen auf 400 °F (200 °C) vor.

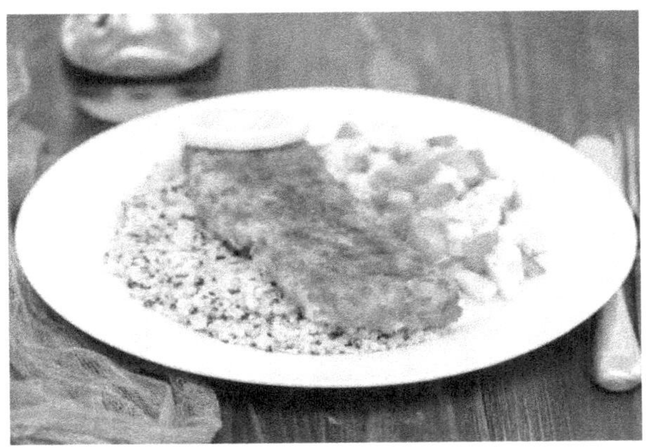

2. Fischfilets auf eine mit Backpapier ausgelegte Backform legen.

3. In einer Schüssel Zitronenschale, Zitronensaft, gehackte Petersilie, Olivenöl, Salz und Pfeffer vermischen. Über den Kabeljau gießen.

4. Den Kabeljau im vorgeheizten Ofen 15–20 Minuten backen oder bis er gar ist.

5. In einer separaten Schüssel gekochte
   Linsen, Gurkenwürfel, rote Paprika,
   rote Zwiebeln und
   Balsamico-Vinaigrette hinzufügen,
   um den Linsensalat zu bilden.

6. Rosenkohl mit Olivenöl, Salz und
   Pfeffer vermischen und dann rösten,
   bis er braun ist.

7. Servieren Sie mit Zitronen, Kräutern
   gebackenen Fisch auf einem
   Linsensalat, Bett mit geröstetem
   Rosenkohl als Beilage.

Kochzeit: 25 Minuten

Portion: 2 Portionen

Nährwert:

- Reich an magerem Eiweiß,
  Ballaststoffen, Antioxidantien und
  Vitaminen.

- Unterstützt die Muskelfunktion und die Darmgesundheit und liefert wichtige Nährstoffe.

Meeresfrüchte-Rezepte:

Gegrillter Lachs mit Mangosalsa und Quinoa

Zutaten:

2 Lachsfilets (je 6 oz)

1 Esslöffel Olivenöl

Salz und Pfeffer nach Geschmack

Mangosauce: 1 Mango (gewürfelt), 1/2 rote Zwiebel (fein geschnitten), 1/4 Tasse Koriander (gehackt), Saft einer Limette, etwas Salz nach Geschmack

Quinoa: 1 Tasse gekochte Quinoa

Vorbereitung:

1. Heizen Sie den Grill oder die Grillpfanne vor.

2. Salz, Pfeffer und Olivenöl auf die Lachsfilets geben.

3. Den Lachs auf jeder Seite 3–4 Minuten grillen oder bis der Lachs gut gegart ist.

4. In einer Schüssel Mangoscheiben, fein gehackte rote Zwiebeln, gehackten Koriander, Limettensaft und Salz vermischen, um die Salsa zuzubereiten.

5. Servieren Sie gegrillten Lachs auf einem Bett aus Quinoa und garniert mit Mangosalsa.

Kochzeit: 15 Minuten

Portion: 2 Portionen

Nährwert:

- Reich an Vitaminen, Ballaststoffen, Omega-3-Fettsäuren und Antioxidantien.

- Sie unterstützt die Herzgesundheit, verringert Entzündungen und liefert wichtige Nährstoffe.

Garnelen-Avocado-Salat mit Zitrusvinaigrette

Zutaten:

8 Unzen große Garnelen, geschält und entdarmt

2 Avocados, gewürfelt

Gemischtes Grün (Salat, Rucola, Spinat)

*Zitrusvinaigrette:*Saft einer Orange, Saft einer Zitrone, 2 Esslöffel Olivenöl, 1

Teelöffel Honig, Salz und Pfeffer nach Geschmack

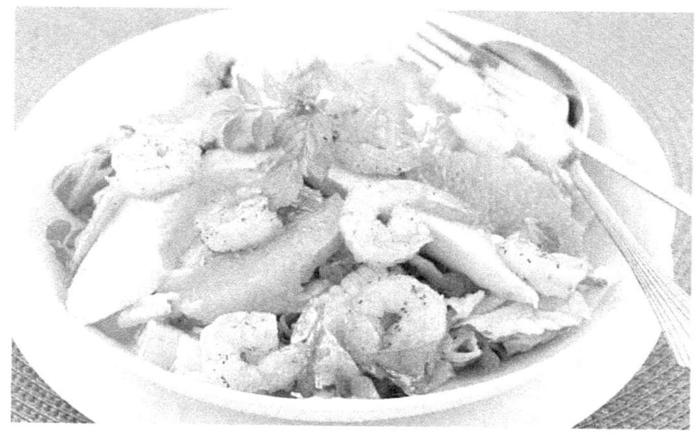

Vorbereitung:

1. Die Garnelen in einer Pfanne braten, bis sie rosa und undurchsichtig sind.

2. In einer großen Schüssel gekochte Garnelen, gewürfelte Avocados und gemischtes Gemüse hinzufügen.

3. In einer separaten Schüssel Orangensaft, Zitronensaft, Olivenöl, Honig, Salz und Pfeffer zu einer Zitrus-Vinaigrette verrühren.

4. Die Vinaigrette über den Garnelen-Avocado-Salat träufeln.

5. Leicht umrühren und servieren.

Zubereitungszeit: 15 Minuten

Portion: 2 Portionen

Nährwert:

- Reich an magerem Protein, gesunden Fetten, Antioxidantien und Vitaminen.

- Unterstützt die Muskelfunktion, lindert Entzündungen und liefert wichtige Nährstoffe.

Gebratene Thunfischsteaks mit Sesam-Ingwer-Glasur und braunem Reis

Zutaten:

2 Thunfischsteaks (je 6 oz)

2 Esslöffel Sojasauce (natriumarm)

1 Esslöffel Sesamöl

1 Esslöffel Reisessig

1 Teelöffel Ingwer, gehackt

2 Knoblauchzehen, gehackt

1 Esslöffel Sesamkörner

1 Tasse gekochter brauner Reis

Vorbereitung:

1. In einer Schüssel Sojasauce, Sesamöl, Reisessig, gehackten Ingwer, gehackten Knoblauch und Sesamkörner vermischen.

2. Thunfischsteaks in der Mischung mindestens 15 Minuten marinieren.

3. Erhitzen Sie eine Pfanne bei mittlerer bis hoher Hitze.

4. Thunfischsteaks auf jeder Seite 1–2 Minuten oder bis zum gewünschten Gargrad scharf anbraten.

5. Servieren Sie gebratene Thunfischsteaks auf einem Bett aus braunem Reis.

Kochzeit: 10 Minuten

Portion: 2 Portionen

Nährwert:

- Reich an magerem Protein, Omega-3-Fettsäuren, Antioxidantien und Vitaminen.

- Sie unterstützt die Herzgesundheit, verringert Entzündungen und liefert wichtige Nährstoffe.

Gebratene Kokos-Limetten-Garnelen mit Brokkoli und braunem Reis

Zutaten:

8 Unzen große Garnelen, geschält und entdarmt

1 Esslöffel Kokosöl

Ein Teelöffel Limettenschale, Saft von 1 Limette

1 Esslöffel Sojasauce (natriumarm)

1 Esslöffel Honig

2 Tassen Brokkoliröschen

1 Tasse gekochter brauner Reis

Vorbereitung:

1. Kokosöl in einem Wok oder einer Pfanne bei mittlerer bis hoher Hitze erhitzen.

2. Geben Sie die Garnelen hinzu und braten Sie sie an, bis sie rosa und undurchsichtig sind.

3. In einer kleinen Schüssel Limettenschale, Limettensaft, Sojasauce und Honig vermischen.

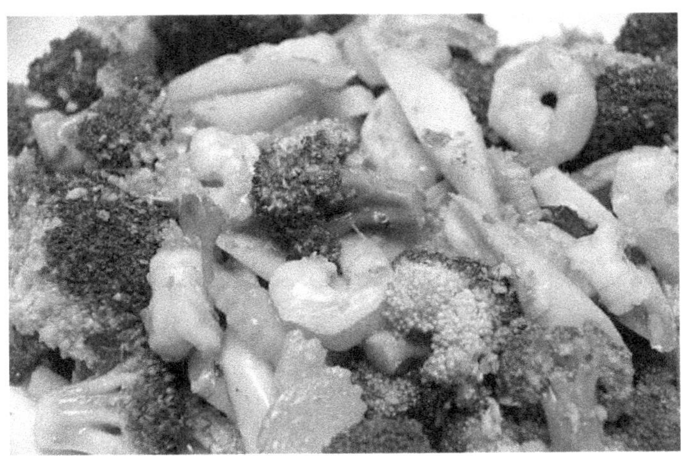

4. Gießen Sie die Tomatenmischung über die Garnelen und braten Sie weiter.

5. Brokkoliröschen dazugeben und unter Rühren anbraten, bis sie zart-knusprig sind.

6. Servieren Sie gebratene Kokos-Limetten-Garnelen über einem Bett aus braunem Reis.

Kochzeit: 15 Minuten

Portion: 2 Portionen

Nährwert:

- Reich an magerem Protein, gesunden Fetten, Antioxidantien und Vitaminen.
- Unterstützt die Muskelfunktion, lindert Entzündungen und liefert wichtige Nährstoffe.

Tilapia mit Kräuterkruste, Zitronen-Dill-Sauce und Quinoa

Zutaten:

2 Tilapia-Filets (je 6 oz)

1 Esslöffel Olivenöl

Salz und Pfeffer nach Geschmack

*Kräuterkruste:*2 Esslöffel Semmelbrösel, 1 Esslöffel frische Petersilie (gehackt), 1 Teelöffel getrockneter Thymian

*Zitronen-Dill-Sauce:*2 Esslöffel griechischer Joghurt, Saft einer Zitrone, 1 Esslöffel frischer Dill (gehackt)

*Quinoa:*1 Tasse gekochte Quinoa

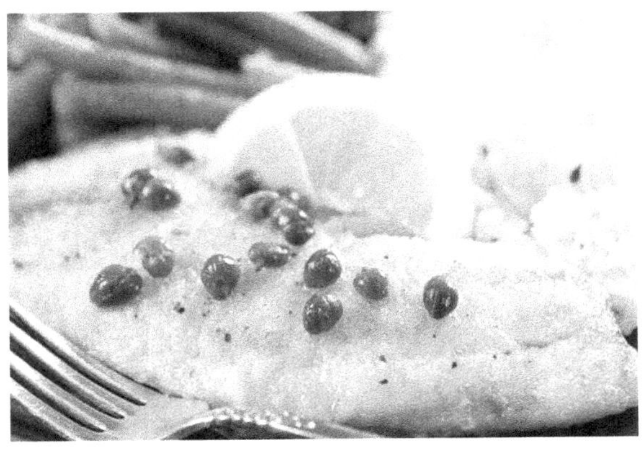

Vorbereitung:

1. Heizen Sie den Ofen auf 400 °F (200 °C) vor.

2. Tilapiafilets auf eine mit Backpapier ausgelegte Backform legen.

3. Tropfen Olivenöl hinzufügen und etwas Salz und Pfeffer hinzufügen.

4. In einer separaten Schüssel Semmelbrösel, gehackte Petersilie und getrockneten Thymian zu einer Kräuterkruste vermischen. Drücken Sie die Mischung auf die Tilapiafilets.

5. Den Fisch im vorgeheizten Ofen 12–15 Minuten backen oder bis er gar ist.

6. In einer anderen Schüssel vermischen wir griechischen Joghurt, Zitronensaft und gehackten Dill , um die Zitronen-Dill-Sauce herzustellen.

7. Servieren Sie mit Kräutern verkrusteten Fisch auf einem Bett aus

Quinoa und beträufeln Sie ihn mit Zitronen-Dill-Sauce.

Kochzeit: 20 Minuten

Portion: 2 Portionen

Nährwert:

- Reich an magerem Protein, Omega-3-Fettsäuren, Antioxidantien und Vitaminen.

- Sie unterstützt die Herzgesundheit, verringert Entzündungen und liefert wichtige Nährstoffe.

Jakobsmuscheln mit Knoblauchbutter, Spinat und Quinoa

Zutaten:

8 Unzen Jakobsmuscheln

2 Esslöffel ungesalzene Butter

3 Knoblauchzehen, gehackt

Salz und Pfeffer nach Geschmack

2 Tassen frischer Spinat

Quinoa: 1 Tasse gekochte Quinoa

Zitronenspalten zum Servieren

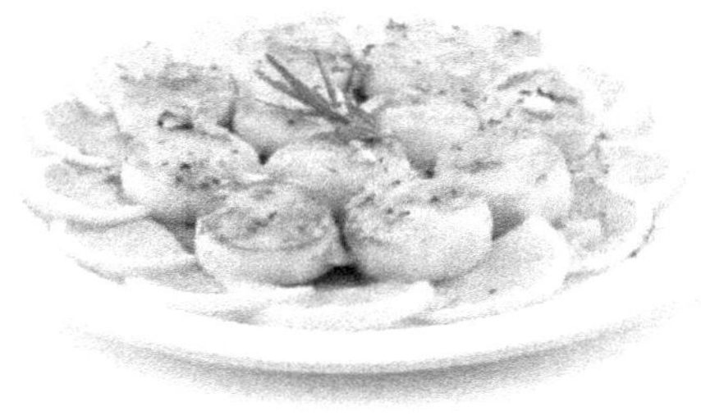

Vorbereitung:

1. Jakobsmuscheln trocken tupfen und salzen und pfeffern.

2. Die Butter in eine Pfanne geben und bei mittlerer bis hoher Hitze schmelzen.

3. Den gehackten Knoblauch hinzufügen und anbraten, bis er duftet.

4. Jakobsmuscheln in die Pfanne geben und auf jeder Seite 2-3 Minuten anbraten, bis sie braun sind.

5. Frischen Spinat in die Pfanne geben und köcheln lassen, bis er zusammenfällt.

6. Jakobsmuscheln mit Knoblauchbutter und Spinat auf einem Bett aus Quinoa servieren.

7. Vor dem Servieren frischen Zitronensaft über das Gericht gießen.

Kochzeit: 15 Minuten

Portion: 2 Portionen

Nährwert:

- Reich an magerem Protein, Omega-3-Fettsäuren, Antioxidantien und Vitaminen.

- Sie unterstützt die Herzgesundheit, verringert Entzündungen und liefert wichtige Nährstoffe.

Teriyaki-glasierter Lachs mit gebratenem Pak Choi und braunem Reis

Zutaten:

2 Lachsfilets (je 6 oz)

2 Esslöffel Teriyaki-Sauce (natriumarm)

1 Esslöffel Olivenöl

1 Teelöffel Ingwer, gehackt

2 Knoblauchzehen, gehackt

2 Baby Pak Choi, gehackt

1 Tasse gekochter brauner Reis

Vorbereitung:

1. Lachsfilets 15 Minuten in Teriyaki-Sauce marinieren.

2. Erhitzen Sie Ihr Olivenöl in einer Pfanne bei mittlerer bis hoher Hitze.

3. Gehackten Ingwer und Knoblauch in die Pfanne geben und anbraten, bis es duftet.

4. Marinierten Lachs in die Pfanne geben und auf jeder Seite 3–4 Minuten braten, bis er gar ist.

5. In derselben Pfanne den gehackten Pak Choi unter Rühren anbraten, bis er zart-knusprig ist.

6. Servieren Sie mit Teriyaki glasierten Fisch auf einem Bett aus braunem Reis und dazu gebratenen Pak Choi.

Kochzeit: 20 Minuten

Portion: 2 Portionen

Nährwert:

- Reich an magerem Protein, Omega-3-Fettsäuren, Antioxidantien und Vitaminen.

- Sie unterstützt die Herzgesundheit, verringert Entzündungen und liefert wichtige Nährstoffe.

Suppen:

Kurkuma-Karotten-Ingwer-Suppe

Zutaten:

1,5 Tassen Karotten, geschält und gehackt

1 Zwiebel, in kleine Stücke schneiden

2 Knoblauchzehen, gehackt

1 Teelöffel geriebener frischer Ingwer

1 Esslöffel Kurkumapulver

Sechs Tassen natriumarme Gemüsebrühe.

15 Unzen (1 Dose) leichte Kokosmilch.

Zwei Esslöffel Olivenöl

Salz und Pfeffer nach Geschmack

Frischer Koriander zum Garnieren

Vorbereitung:

1. In einem großen Topf Olivenöl bei mittlerer Hitze erhitzen.

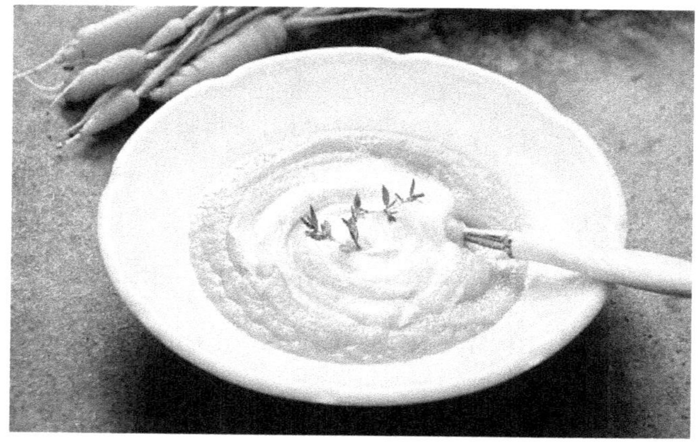

2. Gewürfelte Zwiebeln hinzufügen und anbraten, bis sie weich sind.

3. Geriebenen Ingwer, Kurkuma, Pulver und gehackten Knoblauch unterrühren. 1-2 Minuten kochen lassen.

4. Gewürfelte Karotten und Gemüsebrühe hinzufügen und zum Kochen bringen, Hitze reduzieren und

köcheln lassen, bis die Karotten weich sind.

5. Die Suppe mit dem Stabmixer pürieren, bis eine glatte Masse entsteht, dann die Kokosmilch einrühren und mit Salz und Pfeffer abschmecken.

6. Weitere 5 Minuten köcheln lassen.

7. Vor dem Servieren mit frischem Koriander garnieren.

Kochzeit: 30 Minuten

Portion: 4 Portionen

Nährwert:

- Reich an Beta-Carotin, entzündungshemmenden Chemikalien, Antioxidantien und immunstärkender Wirkung.

- Es unterstützt die Gesundheit des Verdauungssystems, lindert Entzündungen und liefert wichtige Nährstoffe.

Quinoa-Grünkohl-Minestrone-Suppe

Zutaten:

1 Tasse Quinoa, abgespült

1 Zwiebel, gewürfelt

2 Knoblauchzehen, gehackt

1 Karotte, gewürfelt

1 Selleriestange, gewürfelt

1 Zucchini, gewürfelt

1 Dose (15 oz) gehackte Tomaten

Sechs Tassen natriumarme Gemüsebrühe.

Eine Dose (15 oz) Kidney Bohnen abgespült und abgetropft.

2 Tassen Grünkohl, gehackt

1 Esslöffel Olivenöl

1 Teelöffel getrockneter Oregano

1 Teelöffel getrocknetes Basilikum

Salz und Pfeffer nach Geschmack

Geriebener Parmesan zum Garnieren (optional)

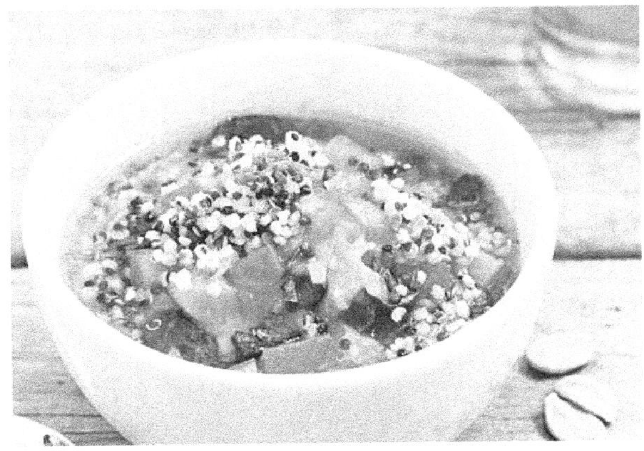

Vorbereitung:

1. In einem großen Topf Olivenöl bei mittlerer Hitze erhitzen.

2. Gewürfelte Zwiebeln dazugeben und anbraten, bis sie durchsichtig sind.

3. Geben Sie gehackten Knoblauch, geschnittene Karotten, Sellerie und Zucchini hinzu. 3-4 Minuten kochen lassen.

4. Gehackte Tomaten, Gemüsebrühe, Quinoa, Kidneybohnen, trockenen Oregano und getrocknetes Basilikum hinzufügen und zum Kochen bringen, Hitze reduzieren und köcheln lassen, bis Quinoa gar ist, dann gehackten Grünkohl hinzufügen und köcheln lassen, bis er zusammenfällt.

5. Mit Salz und Pfeffer abschmecken.

6. Die Suppe in Schüsseln füllen und nach Belieben mit geriebenem Parmesankäse bestreuen.

Kochzeit: 40 Minuten

Portion: 6 Portionen

Nährwert:

- Enthält Ballaststoffe, Vitamine, Mineralien, Antioxidantien und pflanzliches Protein.
- Es unterstützt die Gesundheit des Verdauungssystems, lindert Entzündungen und liefert wichtige Nährstoffe.

Spinat-Linsen-Suppe

Zutaten:

1 Tasse getrocknete grüne oder braune Linsen, gewaschen

1 Zwiebel, fein gehackt

2 Karotten, gewürfelt

2 Selleriestangen, gewürfelt

3 Knoblauchzehen, gehackt

4 Tassen Gemüsebrühe (natriumarm)

1 Dose (14 oz) gehackte Tomaten

4 Tassen frischer Spinat, gehackt

1 Teelöffel Kreuzkümmel

1 Teelöffel geräuchertes Paprikapulver

Salz und Pfeffer nach Geschmack

Olivenöl, zwei Esslöffel wert

Frische Zitronenscheiben zum Servieren

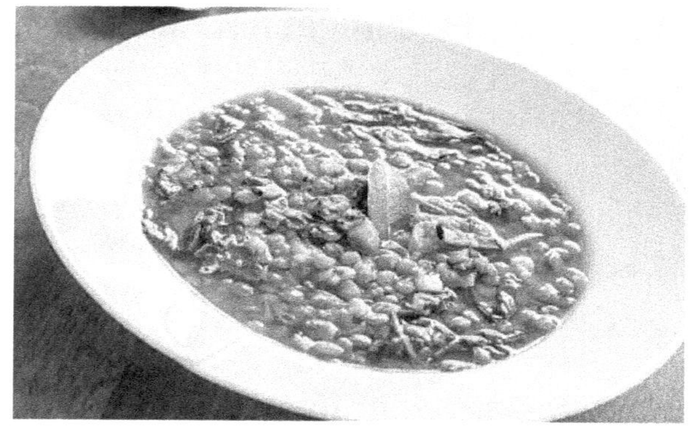

Vorbereitung:

1. In einem großen Topf Olivenöl bei mittlerer Hitze erhitzen.

2. Gehackte Zwiebeln, gewürfelte Karotten, gewürfelte Sellerie und gehackten Knoblauch hinzufügen. Anbraten, bis das Gemüse weich ist.

3. Kreuzkümmel und geräuchertes Paprikapulver unterrühren.

4. Angespülte Linsen, Gemüsebrühe und gewürfelte Tomaten (mit Saft) hinzufügen und zum Kochen bringen, die Hitze reduzieren und köcheln lassen, bis die Linsen gar sind.

5. Gehackten Spinat hinzufügen und köcheln lassen, bis er zusammengefallen ist. Mit Salz und Pfeffer abschmecken.

6. Essen Sie mit einem Spritzer frischen Zitronensaft.

Kochzeit: 35 Minuten

Portion: 4 Portionen

Nährwert:

- Enthält pflanzliches Protein, Ballaststoffe, Vitamine und Antioxidantien.

- Es unterstützt die Gesundheit des Verdauungssystems, lindert Entzündungen und liefert wichtige Nährstoffe.

Pilz-Gerstensuppe mit Kurkuma

Zutaten:

1 Tasse Graupen, abgespült

8 Unzen Pilze, in Scheiben geschnitten (Sorte Ihrer Wahl)

1 Zwiebel, fein gehackt

3 Knoblauchzehen, gehackt

4 Tassen Gemüsebrühe (natriumarm)

2 Karotten, gehackt

2 Selleriestangen, gehackt

1 Teelöffel Kurkumapulver

1 Teelöffel getrockneter Thymian

Salz und Pfeffer nach Geschmack

Olivenöl, zwei Esslöffel wert

Frische Petersilie zum Garnieren

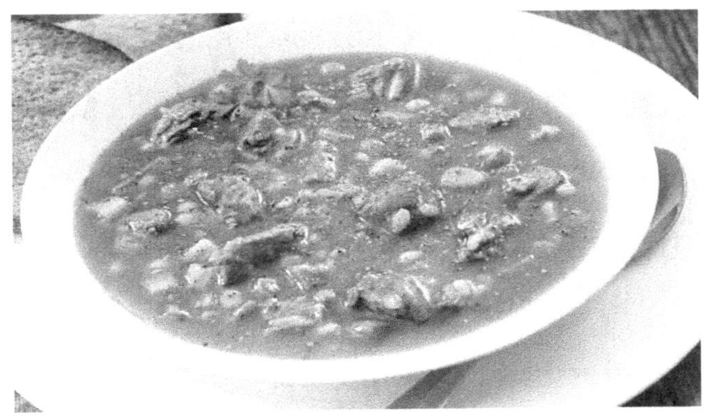

Vorbereitung:

1. Erhitzen Sie Ihr Olivenöl in einem großen Topf bei mittlerer Hitze.

2. Gehackte Zwiebeln, gewürfelte Karotten, gewürfelte Sellerie und gehackten Knoblauch hinzufügen. Anbraten, bis das Gemüse weich ist.

3. In Scheiben geschnittene Pilze dazugeben und köcheln lassen, bis sie

Feuchtigkeit abgeben, dann Kurkumapulver und getrockneten Thymian unterrühren.

4. Gespülte Gerste und Gemüsebrühe hinzufügen und zum Kochen bringen, die Hitze reduzieren und köcheln lassen, bis die Gerste gar ist.

5. Mit Salz und Pfeffer abschmecken.

6. Vor dem Servieren mit frischer Petersilie garnieren.

Kochzeit: 40 Minuten

Portion: 6 Portionen

Nährwert:

- Enthält Ballaststoffe, Antioxidantien, Vitamine und Mineralien.

- Es unterstützt die Gesundheit des Verdauungssystems, lindert

Entzündungen und liefert wichtige
Nährstoffe.

Butternusskürbis-Ingwer-Suppe

Zutaten:

Ein Butternut Kürbis, geschält, entkernt und
gehackt

1 Zwiebel, gehackt

2 Karotten, gehackt

3 Knoblauchzehen, gehackt

1 Teelöffel geriebener frischer Ingwer

4 Tassen Gemüsebrühe (natriumarm)

1 Dose (14 oz) Kokosmilch (hell)

Olivenöl, zwei Esslöffel wert

1 Teelöffel gemahlener Kurkuma

Salz und Pfeffer nach Geschmack

Kürbiskerne zum Garnieren (optional)

Vorbereitung:

1. In einem großen Topf Olivenöl bei mittlerer Hitze erhitzen.

2. Gehackte Zwiebeln, gewürfelte Karotten, gehackten Knoblauch und geriebenen Ingwer hinzufügen. Anbraten, bis das Gemüse weich ist.

3. Gewürfelten Butternusskürbis, gemahlene Kurkuma und Gemüsebrühe hinzufügen. Zum Kochen bringen, die Hitze reduzieren und köcheln lassen, bis der Kürbis weich ist.

4. Pürieren Sie die Suppe mit Ihrem Stabmixer, bis sie glatt ist, rühren Sie dann die Kokosmilch ein und geben Sie nach Belieben Salz und Pfeffer hinzu.

5. Weitere 5 Minuten köcheln lassen.

6. Vor dem Servieren mit Kürbiskernen garnieren.

Kochzeit: 35 Minuten

Portion: 4 Portionen

Nährwert:

- Reich an Beta-Carotin, Antioxidantien, entzündungshemmenden Chemikalien und immunstärkender Wirkung.
- Es unterstützt die Gesundheit des Verdauungssystems, lindert Entzündungen und liefert wichtige Nährstoffe.

Brokkoli-Grünkohl-Detox-Suppe

Zutaten:

2 Tassen Brokkoliröschen

2 Tassen Grünkohl, gehackt

1 Zwiebel, gewürfelt

3 Knoblauchzehen, gehackt

1 Lauch, in Scheiben geschnitten

1 Esslöffel Olivenöl

Sechs Tassen natriumarme Gemüsebrühe.

1 Teelöffel Kurkumapulver

Saft von 1 Zitrone

Salz und Pfeffer nach Geschmack

Frischer Koriander zum Garnieren (optional)

Vorbereitung:

1. In einem großen Topf Olivenöl bei mittlerer Hitze erhitzen.

2. Gewürfelte Zwiebeln, gehackten Knoblauch und geschnittenem Lauch dazugeben. Sautieren, bis es weich ist.

3. Brokkoliröschen, gehackten Grünkohl, Kurkumapulver und Gemüsebrühe hinzufügen. zum

Kochen bringen, die Hitze reduzieren und köcheln lassen, bis das Gemüse weich ist.

4. Verwenden Sie Ihren Stabmixer, um die Suppe zu pürieren, und lassen Sie einige Stücke übrig, um die Konsistenz zu erhalten. Anschließend Zitronensaft einrühren und mit Salz und Pfeffer abschmecken.

5. Weitere 5 Minuten köcheln lassen.

6. Vor dem Servieren mit frischem Koriander garnieren.

Kochzeit: 30 Minuten

Portion: 4 Portionen

Nährwert:

- Reich an Kreuzblütlern, Antioxidantien, Vitaminen und entgiftenden Eigenschaften.

- Es unterstützt die Leberfunktion, lindert Entzündungen und liefert wichtige Nährstoffe.

Rote Linsen-Gemüse-Suppe

Zutaten:

1 Tasse rote Linsen, gewaschen

1 Zwiebel, fein gehackt

2 Karotten, gewürfelt

2 Selleriestangen, gewürfelt

3 Knoblauchzehen, gehackt

1 Dose (14 oz) gehackte Tomaten

Sechs Tassen natriumarme Gemüsebrühe.

1 Teelöffel gemahlener Kreuzkümmel

1 Teelöffel Paprika

Salz und Pfeffer nach Geschmack

Olivenöl, zwei Esslöffel wert

Frische Petersilie zum Garnieren

1. Heißes Olivenöl bei mittlerer Hitze in einem großen Topf erhitzen.

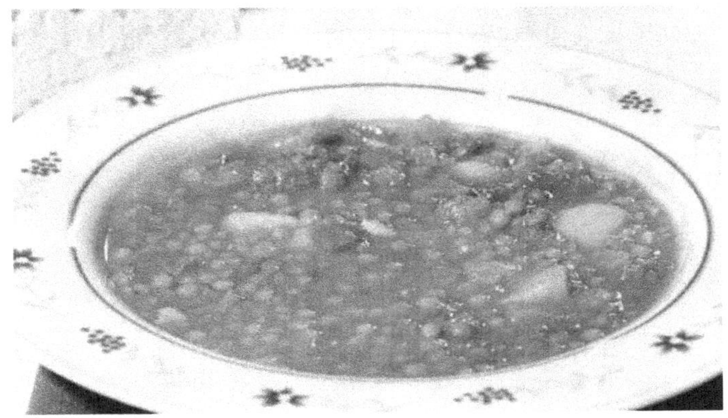

2. Gehackte Zwiebeln, gewürfelte Karotten, gewürfelte Sellerie und gehackten Knoblauch hinzufügen. Anbraten, bis das Gemüse weich ist.

3. Gewaschene rote Linsen, Tomaten, Würfel, Gemüsebrühe, gemahlenes Kreuzkümmel und Paprika hinzufügen. Zum Kochen bringen, die Hitze reduzieren und köcheln lassen, bis die Linsen gar sind.

4. Mit Salz und Pfeffer abschmecken.

5. Vor dem Servieren mit frischer Petersilie garnieren.

Kochzeit: 30 Minuten

Portion: 4 Portionen

Nährwert:

- enthält pflanzliches Protein, Ballaststoffe, Antioxidantien und Vitamine.

- Es unterstützt die Gesundheit des Verdauungssystems, lindert Entzündungen und liefert wichtige Nährstoffe.

Blumenkohl-Kurkuma-Suppe

Zutaten:

1 Blumenkohlkopf, gehackt

1 Zwiebel, gehackt

2 Karotten, gehackt

3 Knoblauchzehen, gehackt

1 Esslöffel frische Kurkuma, gerieben

4 Tassen Gemüsebrühe (natriumarm)

1 Dose (14 oz) Dies ist leichte Kokosmilch.

Olivenöl, zwei Esslöffel

1 Teelöffel gemahlener Koriander

Salz und Pfeffer nach Geschmack

Geröstete Kokosflocken zum Garnieren (optional)

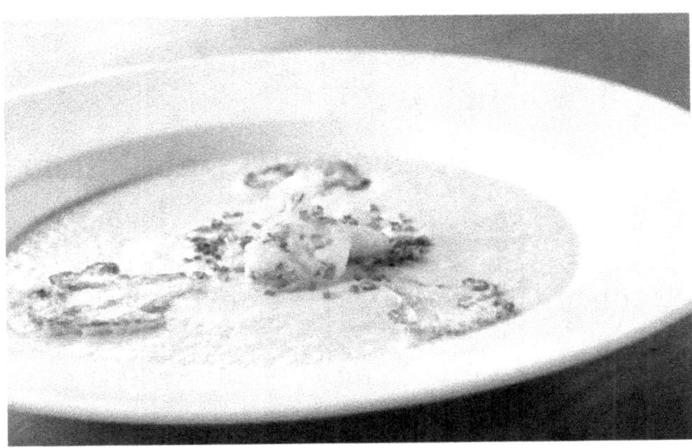

Vorbereitung:

1. In einem großen Topf Olivenöl bei mittlerer Hitze erhitzen.

2. Gehackte Zwiebeln, gehackte Karotten, gehackten Knoblauch und geriebene Kurkuma dazugeben. Anbraten, bis das Gemüse weich ist.

3. Gehackten Blumenkohl, gemahlenem Koriander, Gemüsebrühe und Kokosmilch hinzufügen. Dann zum Kochen bringen, die Hitze reduzieren und köcheln lassen, bis der Blumenkohl weich ist.

4. Pürieren Sie die Suppe mit Ihrem Stabmixer, bis eine glatte Masse entsteht.

5. Mit Salz und Pfeffer abschmecken.

6. Weitere 5 Minuten köcheln lassen.

7. Vor dem Servieren mit gerösteten Kokosraspeln garnieren.

Kochzeit: 35 Minuten

Portion: 4 Portionen

Nährwert:

- Reich an Kreuzblütlern, entzündungshemmenden Chemikalien, Antioxidantien und immunstärkender Wirkung.
- Es unterstützt die Gesundheit des Verdauungssystems, lindert Entzündungen und liefert wichtige Nährstoffe.

Eintopf:

Kichererbsen-Gemüse-Eintopf

Zutaten:

Zwei Dosen (je 15 oz) Kichererbsen, abgetropft und abgespült

1 Zwiebel, gewürfelt

3 Karotten, in Scheiben geschnitten

2 Selleriestangen, gehackt

3 Knoblauchzehen, gehackt

1 Dose (14 oz) gehackte Tomaten

6 Tassen Gemüsebrühe (natriumarm)

1 Teelöffel gemahlener Kurkuma

1 Teelöffel gemahlener Kreuzkümmel

1 Teelöffel geräuchertes Paprikapulver

Salz und Pfeffer nach Geschmack

2 Esslöffel Olivenöl

Frische Petersilie zum Garnieren

Vorbereitung:

1. Erhitzen Sie Ihr Olivenöl in einem großen Topf bei mittlerer Hitze.

2. Gewürfelte Zwiebeln, geschnittene Karotten, gewürfelte Sellerie und gehackten Knoblauch hinzufügen. Anbraten, bis das Gemüse weich ist,

dann gemahlene Kurkuma, gemahlenen Kreuzkümmel und geräucherten Paprika unterrühren.

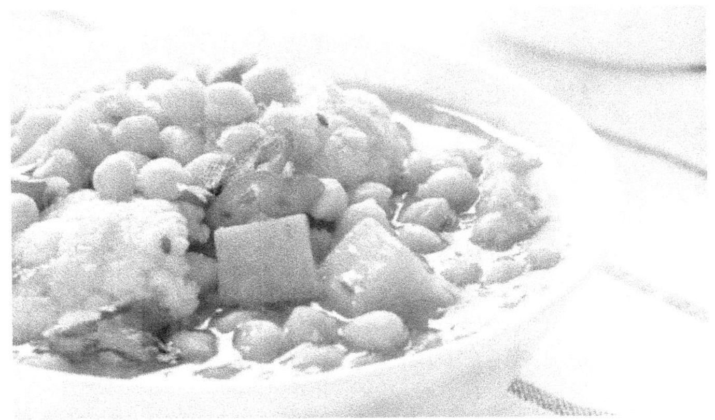

3. Kichererbsen, Tomatenwürfel und Gemüsebrühe hinzufügen, zum Kochen bringen, die Hitze reduzieren und köcheln lassen, bis das Gemüse weich ist.

4. Mit Salz und Pfeffer abschmecken.

5. Vor dem Servieren mit frischer Petersilie garnieren.

Kochzeit: 40 Minuten

Portion: 4 Portionen

Nährwert:

- Reich an pflanzlichem Protein, Ballaststoffen, Antioxidantien und Vitaminen.

- Es unterstützt die Gesundheit des Verdauungssystems, lindert Entzündungen und liefert wichtige Nährstoffe.

Eintopf aus Süßkartoffeln und schwarzen Bohnen

Zutaten:

2 Süßkartoffeln, geschält und gehackt

Abgespült und abgetropft. Zwei Dosen (je 15 oz) schwarze Bohnen

1 Zwiebel, gehackt

3 Karotten, in Scheiben geschnitten

2 Selleriestangen, gewürfelt

3 Knoblauchzehen, gehackt

1 Dose (14 oz) gehackte Tomaten

6 Tassen Gemüsebrühe (natriumarm)

1 Teelöffel gemahlener Kreuzkümmel

1 Teelöffel Chilipulver

1 Teelöffel Paprika

Salz und Pfeffer nach Geschmack

2 Esslöffel Olivenöl

Frischer Koriander zum Garnieren

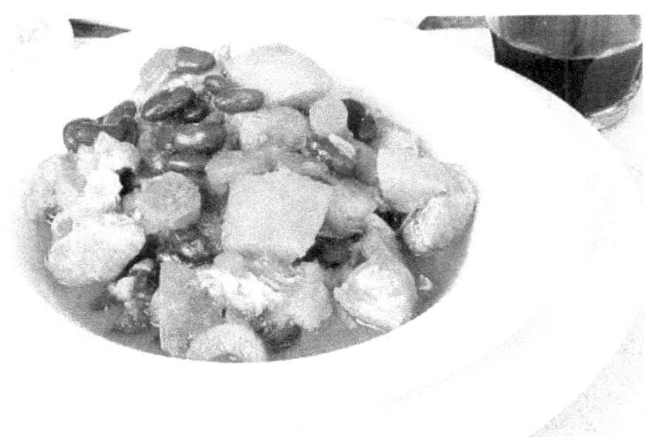

Vorbereitung:

1. In einem großen Topf Olivenöl bei
   mittlerer Hitze erhitzen.

2. Gehackte Zwiebeln, geschnittene Karotten, gewürfelte Sellerie und gehackten Knoblauch hinzufügen. Anbraten, bis das Gemüse weich ist, dann gemahlenen Kreuzkümmel, Chilipulver und Paprika unterrühren.

3. Gehackte Süßkartoffeln, schwarze Bohnen, Tomatenwürfel und Gemüsebrühe hinzufügen, zum Kochen bringen, die Hitze reduzieren und köcheln lassen, bis die Süßkartoffeln gar sind.

4. Mit Salz und Pfeffer abschmecken.

5. Vor dem Servieren mit frischem Koriander garnieren.

Kochzeit: 45 Minuten

Portion: 4 Portionen

Nährwert:

- Reich an Beta-Carotin, Ballaststoffen, pflanzlichem Protein, Antioxidantien und Vitaminen.

- Es unterstützt die Gesundheit des Verdauungssystems, lindert Entzündungen und liefert wichtige Nährstoffe.

Tomaten-Sojabohnen-Eintopf mit Basilikum

Zutaten:

Zwei Dosen (je 15 oz) weiße Bohnen, abgetropft und abgespült

1 Zwiebel, gewürfelt

3 Karotten, in Scheiben geschnitten

2 Selleriestangen, gewürfelt

3 Knoblauchzehen, gehackt

1 Dose (14 oz) gehackte Tomaten

6 Tassen Gemüsebrühe (natriumarm)

1 Teelöffel getrocknetes Basilikum

1 Teelöffel getrockneter Oregano

Salz und Pfeffer nach Geschmack

2 Esslöffel Olivenöl

Frische Basilikumblätter zum Garnieren

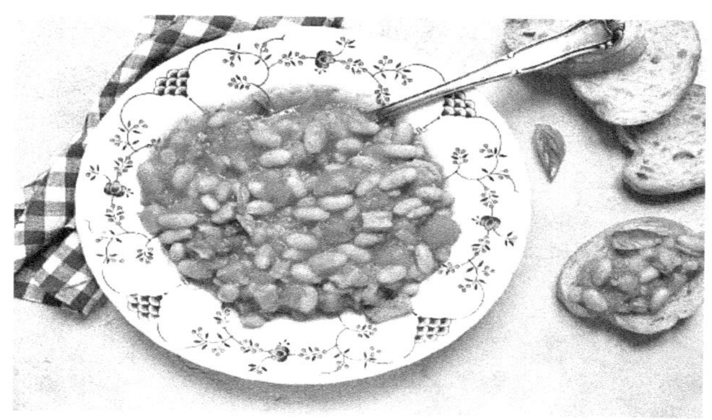

Vorbereitung:

1. In einem großen Topf Olivenöl bei mittlerer Hitze erhitzen.

2. Gewürfelte Zwiebeln, geschnittene Karotten, gewürfelte Sellerie und gehackten Knoblauch hinzufügen. Anbraten, bis das Gemüse weich ist,

dann getrocknetes Basilikum und trockenen Oregano unterrühren.

3. Fügen Sie weiße Bohnen, gewürfelte Tomaten und Gemüsebrühe hinzu, bringen Sie alles zum Kochen, minimieren Sie die Hitze und köcheln Sie, bis das Gemüse weich ist.

4. Mit Salz und Pfeffer abschmecken.

5. Vor dem Servieren mit frischen Basilikumblättern garnieren.

Kochzeit: 35 Minuten

Portion: 4 Portionen

Nährwert:

- Reich an pflanzlichem Protein, Ballaststoffen, Antioxidantien und Vitaminen.

- Es unterstützt die Gesundheit des Verdauungssystems, lindert

Entzündungen und liefert wichtige Nährstoffe.

Kohl-Linsen-Eintopf mit Rosmarin

Zutaten:

1 Tasse trockene grüne oder braune Linsen, gewaschen

1 kleiner Kohlkopf, zerkleinert

1 Zwiebel, fein gehackt

3 Karotten, gewürfelt

3 Knoblauchzehen, gehackt

4 Tassen Gemüsebrühe (natriumarm)

1 Dose (14 oz) zerdrückte Tomaten

2 Esslöffel Olivenöl

1 Teelöffel getrockneter Rosmarin

Salz und Pfeffer nach Geschmack

Frische Petersilie zum Garnieren

Vorbereitung:

1. In einem großen Topf Olivenöl bei mittlerer Hitze erhitzen.

2. Fügen Sie fein gehackte Zwiebeln, geriebenem Kohl, gewürfelte Karotten und gehackten Knoblauch hinzu. Anbraten, bis das Gemüse weich ist, dann getrockneten Rosmarin unterrühren.

3. Angespülte Linsen, zerdrückte Tomaten und Gemüsebrühe hinzufügen, zum Kochen bringen, die Hitze reduzieren und köcheln lassen, bis die Linsen gar sind.

4. Mit Salz und Pfeffer abschmecken.

5. Vor dem Servieren mit frischer Petersilie garnieren.

Kochzeit: 40 Minuten

Portion: 4 Portionen

Nährwert:

- Reich an pflanzlichem Protein, Ballaststoffen, Antioxidantien und Vitaminen.

- Es unterstützt die Gesundheit des Verdauungssystems, lindert Entzündungen und liefert wichtige Nährstoffe.

Linsen-Spinat-Eintopf mit Kurkuma

Zutaten:

Spülen Sie eine Tasse getrocknete grüne oder braune Linsen ab

1 Zwiebel, gehackt

3 Karotten, gewürfelt

3 Selleriestangen, gewürfelt

3 Knoblauchzehen, gehackt

4 Tassen Gemüsebrühe (natriumarm)

2 Tassen frischer Spinat, gehackt

1 Teelöffel gemahlener Kurkuma

1 Teelöffel gemahlener Kreuzkümmel

Salz und Pfeffer nach Geschmack

2 Esslöffel Olivenöl

Frische Zitronenscheiben zum Servieren

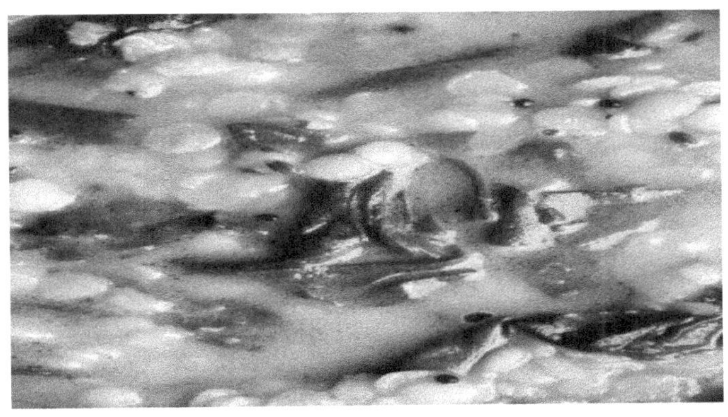

Vorbereitung:

1. In einem großen Topf Olivenöl bei mittlerer Hitze erhitzen.

2. Gehackte Zwiebeln, gewürfelte Karotten, gewürfelte Sellerie und gehackten Knoblauch hinzufügen. Anbraten, bis das Gemüse weich ist,

dann gemahlene Kurkuma, gemahlenen Kreuzkümmel und ausgespülte Linsen unterrühren.

3. Gemüsebrühe hinzufügen und zum Kochen bringen, die Hitze reduzieren und köcheln lassen, bis die Linsen gar sind.

4. Gehackten Spinat hinzufügen und köcheln lassen, bis er zusammengefallen ist.

5. Mit Salz und Pfeffer abschmecken.

6. Mit Zitronenspalten servieren.

Kochzeit: 35 Minuten

Portion: 4 Portionen

Nährwert:

- Enthält pflanzliches Protein, Ballaststoffe, Antioxidantien und Vitamine.

- Es unterstützt die Gesundheit des Verdauungssystems, lindert Entzündungen und liefert wichtige Nährstoffe.

Quinoa-Pilz-Eintopf mit Thymian

Zutaten:

1 Tasse Quinoa, abgespült

8 Unzen Pilze, geschnitten (Sorte Ihrer Wahl)

1 Zwiebel, fein gehackt

3 Knoblauchzehen, gehackt

4 Tassen Gemüsebrühe (natriumarm)

2 Esslöffel Tomatenmark

1 Teelöffel getrockneter Thymian

Salz und Pfeffer nach Geschmack

2 Esslöffel Olivenöl

Frische Petersilie zum Garnieren

Vorbereitung:

1. In einem großen Topf Olivenöl bei mittlerer Hitze erhitzen.

2. Fügen Sie fein gehackte Zwiebeln, geschnittene Pilze und gehackten Knoblauch hinzu. Anbraten, bis das Gemüse weich ist.

3. Tomatenmark und trockenen Thymian einrühren.

4. Gewaschenes Quinoa und Gemüsebrühe hinzufügen, zum Kochen bringen, die Hitze reduzieren und köcheln lassen, bis das Quinoa gar ist.

5. Mit Salz und Pfeffer abschmecken.

6. Vor dem Servieren mit frischer Petersilie garnieren.

Kochzeit: 30 Minuten

Portion: 4 Portionen

Nährwert:

- Enthält pflanzliches Protein, Ballaststoffe, Antioxidantien und Vitamine.

- Es unterstützt die Gesundheit des Verdauungssystems, lindert Entzündungen und liefert wichtige Nährstoffe.

Auberginen-Kichererbsen-Eintopf mit Kräutern

Zutaten:

1 große Aubergine, gewürfelt

Zwei Dosen (je 15 oz) Kichererbsen, abgetropft und abgespült

1 Zwiebel, gehackt 3 Knoblauchzehen, gehackt

1 Dose (14 oz) zerdrückte Tomaten

6 Tassen Gemüsebrühe (natriumarm)

1 Teelöffel getrockneter Thymian

1 Teelöffel getrockneter Rosmarin

Salz und Pfeffer nach Geschmack

2 Esslöffel Olivenöl

Frische Petersilie zum Garnieren

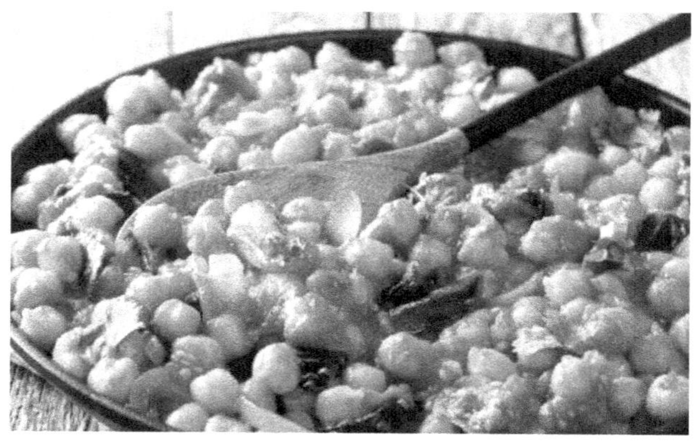

Vorbereitung:

1. In einem großen Topf Olivenöl bei mittlerer Hitze erhitzen.

2. Gehackte Zwiebeln, gewürfelte Auberginen und gehackten Knoblauch hinzufügen. Anbraten, bis das Gemüse weich ist, dann getrockneten

Thymian und trocknen Rosmarin unterrühren.

3. Kichererbsen, zerdrückte Tomaten und Gemüsebrühe hinzufügen, dann zum Kochen bringen, die Hitze reduzieren und köcheln lassen, bis die Aubergine weich ist.

4. Mit Salz und Pfeffer abschmecken.

5. Vor dem Servieren mit frischer Petersilie garnieren.

Kochzeit: 40 Minuten

Portion: 4 Portionen

Nährwert:

1. Reich an pflanzlichem Protein, Ballaststoffen, Antioxidantien und Vitaminen.

2. Es unterstützt die Gesundheit des Verdauungssystems, lindert

Entzündungen und liefert wichtige Nährstoffe.

Gersten- und Gemüseeintopf mit Kurkuma

Zutaten:

1 Tasse Graupen, abgespült

3 Karotten, gewürfelt

3 Selleriestangen, gewürfelt

1 Zwiebel, grob gehackt

3 Knoblauchzehen, gehackt

4 Tassen Gemüsebrühe (natriumarm)

1 Dose (14 oz) gehackte Tomaten

1 Teelöffel gemahlener Kurkuma

Salz und Pfeffer nach Geschmack

2 Esslöffel Olivenöl

Frischer Thymian zum Garnieren

Vorbereitung:

1. Erhitzen Sie Ihr Olivenöl in einem großen Topf bei mittlerer Hitze.

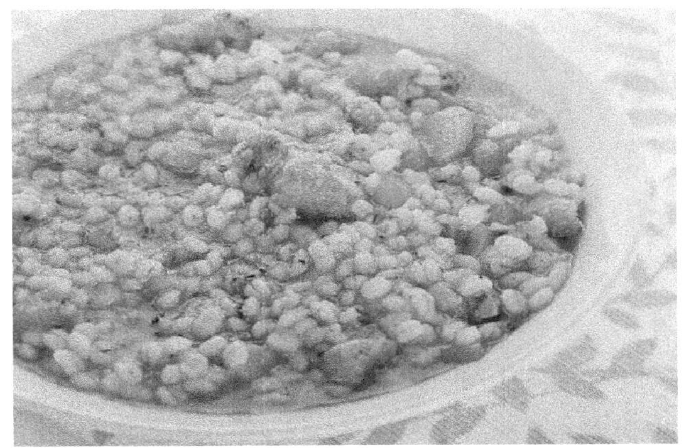

2. Fügen Sie fein geschnittene Zwiebeln, gewürfelte Karotten, gewürfelte Sellerie und gehackten Knoblauch hinzu. Anbraten, bis das Gemüse weich ist.

3. Gemahlenes Kurkuma unterrühren.

4. Angespülte Gerste, gewürfelte Tomaten und Gemüsebrühe hinzufügen. zum Kochen bringen,

Hitze reduzieren und köcheln lassen, bis die Gerste gar ist.

5. Mit Salz und Pfeffer abschmecken.

6. Vor dem Servieren mit frischem Thymian garnieren.

Kochzeit: 35 Minuten

Portion: 4 Portionen

Nährwert:

1. Enthält Ballaststoffe, Antioxidantien, Vitamine und Mineralien.

2. Es unterstützt die Gesundheit des Verdauungssystems, lindert Entzündungen und liefert wichtige Nährstoffe.

Reis:

Brauner Reis und Gemüse Pilaw

Zutaten:

1 Tasse brauner Reis, gewaschen

2 Tassen gemischtes Gemüse (Karotten, Erbsen, Paprika), gewürfelt

1 Zwiebel, fein gehackt

3 Knoblauchzehen, gehackt

2 Esslöffel Olivenöl

4 Tassen Gemüsebrühe (natriumarm)

1 Teelöffel Kurkumapulver

1 Teelöffel Kreuzkümmel

Salz und Pfeffer nach Geschmack

Frische Petersilie zum Garnieren

Vorbereitung:

1. Erhitzen Sie Ihr Olivenöl in einer großen Pfanne bei mittlerer Hitze.

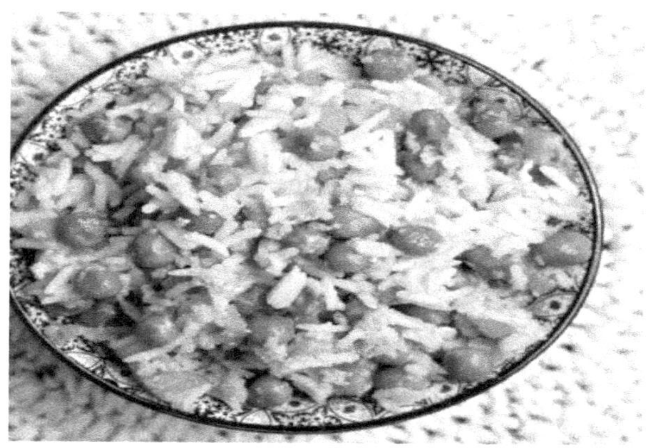

2. Fein gewürfelte Zwiebel und gehackten Knoblauch hinzufügen. Anbraten, bis es weich ist, dann Kurkumapulver und Kreuzkümmel unterrühren.

3. Braunen Reis und gewürfeltes Gemisch hinzuzufügen. 2-3 Minuten kochen lassen.

4. Gemüsebrühe angießen, zum Kochen bringen, Hitze reduzieren und köcheln lassen, bis der Reis gar und das Gemüse weich ist.

5. Mit Salz und Pfeffer abschmecken.

6. Vor dem Servieren mit frischer Petersilie dekorieren.

Kochzeit: 40 Minuten

Portion: 4 Portionen

Nährwert:

- Reich an Ballaststoffen, Antioxidantien, Vitaminen und Mineralien.

- Es unterstützt die Gesundheit des Verdauungssystems, lindert Entzündungen und liefert wichtige Nährstoffe.

Wildreis-Pilz-Pilaw

Zutaten:

1 Tasse Wildreis, gewaschen

8 Unzen Pilze, in Scheiben geschnitten (Sorte Ihrer Wahl)

1 Zwiebel, fein gehackt

3 Knoblauchzehen, gehackt

2 Esslöffel Olivenöl

4 Tassen Gemüsebrühe (natriumarm)

1 Teelöffel getrockneter Thymian

Salz und Pfeffer nach Geschmack

Frische Petersilie zum Garnieren

Vorbereitung:

1. Erhitzen Sie Ihr Olivenöl in einer großen Pfanne bei mittlerer Hitze.
2. Fein gewürfelte Zwiebel und gehackten Knoblauch hinzufügen. Sautieren, bis es weich ist.

3. In Scheiben geschnittene Pilze hinzufügen und köcheln lassen, bis sie ihre Feuchtigkeit abgeben.

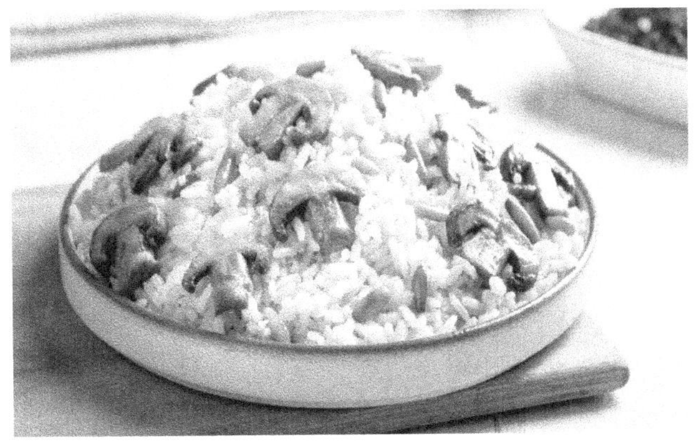

4. Getrocknete Thymian unterrühren.
5. Wildreis und Gemüsebrühe hinzufügen. Zum Kochen bringen, die Hitze reduzieren und köcheln lassen, bis der Reis gar ist und die Flüssigkeit aufgesogen ist.
6. Mit Salz und Pfeffer abschmecken.
7. Vor dem Servieren mit frischer Petersilie dekorieren.

Kochzeit: 45 Minuten

Portion: 4 Portionen

Nährwert:

- Enthält Ballaststoffe, Antioxidantien, Vitamine und Mineralien.

- Es unterstützt die Gesundheit des Verdauungssystems, lindert Entzündungen und liefert wichtige Nährstoffe.

Schüssel mit braunem Reis mit Spinat und Tomaten

Zutaten:

1 Tasse brauner Reis, gewaschen

2 Tassen frischer Spinat, gehackt

1 Tasse Kirschtomaten, halbiert

1 rote Zwiebel, fein geschnitten

3 Esslöffel Balsamico-Essig

2 Esslöffel Olivenöl

2 Esslöffel Pinienkerne, geröstet

Salz und Pfeffer nach Geschmack

Vorbereitung:

1. Den braunen Reis nach Packungsanleitung kochen.

2. In einer großen Schüssel gekochten braunen Reis, gehackten Spinat, gespaltene Kirschtomaten und dünn geschnittene rote Zwiebeln vermischen.

3. In einer kleinen Schüssel Balsamico-Essig und Olivenöl verrühren. Über die Reismischung gießen.

4. Die Zutaten vermengen, bis sie vollständig mit dem Dressing bedeckt sind.

5. Mit Salz und Pfeffer abschmecken.

6. Vor dem Servieren geröstete Pinienkerne darüber streuen.

Portion: 4 Portionen

Nährwert:

- Reich an Ballaststoffen, Antioxidantien, Vitaminen und Mineralien.

- Es unterstützt die Gesundheit des Verdauungssystems, lindert Entzündungen und liefert wichtige Nährstoffe.

Zitronen-Kräuter-Basmati Reis mit Spargel

Zutaten:

1 Tasse Basmatireis, abgespült

Ein Bund Spargel, geputzt und in mundgerechte Stücke geschnitten

Schale und Saft von 1 Zitrone

2 Esslöffel frischer Dill, gehackt

 2 Esslöffel frische Petersilie, gehackt

2 Esslöffel Olivenöl

4 Tassen Gemüsebrühe (natriumarm)

Salz und Pfeffer nach Geschmack

Vorbereitung:

1. Erhitzen Sie Ihr Olivenöl in einem großen Topf bei mittlerer Hitze.

2. Spargelstücke dazugeben und anbraten, bis sie leicht zart sind.

3. Basmatireis, Zitronenschale und Zitronensaft unterrühren.

4. Gemüsebrühe hinzufügen, zum Kochen bringen, die Hitze reduzieren und köcheln lassen, bis der Reis gar ist und die Flüssigkeit aufgesogen ist.

5. Mit Salz und Pfeffer abschmecken und vor dem Servieren gehackten Dill und Petersilie unterrühren.

Kochzeit: 25 Minuten

Portion: 4 Portionen

Nährwert:

- Enthält Ballaststoffe, Antioxidantien, Vitamine und Mineralien.
- Es unterstützt die Gesundheit des Verdauungssystems, lindert Entzündungen und liefert wichtige Nährstoffe.

Tomaten-Basilikum-Risotto mit braunem Reis

Zutaten:

1 Tasse brauner Reis, gewaschen

1 Zwiebel, fein gehackt

2 Knoblauchzehen, gehackt

1 Dose (14 oz) gehackte Tomaten

1 Tasse Kirschtomaten, halbiert

1/2 Tasse frisches Basilikum, gehackt

2 Esslöffel Olivenöl

4 Tassen Gemüsebrühe (natriumarm)

Salz und Pfeffer nach Geschmack

Geriebener Parmesan zum Garnieren (optional)

Vorbereitung:

1. Erhitzen Sie Ihr Olivenöl in einer großen Pfanne bei mittlerer Hitze.

2. Fein gewürfelte Zwiebeln und gehackten Knoblauch dazugeben. Anbraten, bis es weich ist, dann braunen Reis hinzufügen und 2-3 Minuten köcheln lassen.

3. Gehackte Tomaten, Kirschtomaten und Gemüsebrühe hinzufügen. Zum Kochen bringen, die Hitze reduzieren und köcheln lassen, bis der Reis gar ist und die Flüssigkeit aufgesogen ist.

4. Mit Salz und Pfeffer abschmecken und dann gehackten frischen Basilikum unterrühren.

5. Vor dem Servieren optional mit geriebenem Parmesankäse dekorieren.

Kochzeit: 45 Minuten

Portion: 4 Portionen

Nährwert:

- Enthält Ballaststoffe, Antioxidantien, Vitamine und Mineralien.

- Es unterstützt die Gesundheit des Verdauungssystems, lindert

Entzündungen und liefert wichtige Nährstoffe.

Butternusskürbis und Pekannuss-Pilaw aus braunem Reis

Zutaten:

1 Tasse brauner Reis, gewaschen

2 Tassen Butternut Kürbis, gewürfelt

1/2 Tasse Nüsse, gehackt

1 Zwiebel, fein gehackt

3 Knoblauchzehen, gehackt

2 Esslöffel Olivenöl

4 Tassen Gemüsebrühe (natriumarm)

1 Teelöffel gemahlener Zimt

Salz und Pfeffer nach Geschmack

Frischer Salbei zum Garnieren

Vorbereitung:

1. Erhitzen Sie Ihr Olivenöl in einer großen Pfanne bei mittlerer Hitze.

2. Fein gewürfelte Zwiebel und gehackten Knoblauch hinzufügen. Anbraten, bis es weich ist, dann braunen Reis, gewürfelten Butternusskürbis, gehackte Pekannüsse und gemahlenen Zimt unterrühren.

3. Gemüsebrühe hinzufügen, zum Kochen bringen, die Hitze reduzieren und köcheln lassen, bis der Reis gar ist und die Flüssigkeit aufgesogen ist.

4. Mit Salz und Pfeffer abschmecken.

5. Vor dem Servieren mit frischem Salbei dekorieren.

Kochzeit: 45

Portion: 4 Portionen

Nährwert:

- Enthält Ballaststoffe, Antioxidantien, Vitamine und Mineralien.

- Es unterstützt die Gesundheit des Verdauungssystems, lindert Entzündungen und liefert wichtige Nährstoffe.

Pasta:

Vollkornspaghetti mit Basilikumsauce

Zutaten:

8 Unzen Vollkornspaghetti

1 Dose (14 oz) gehackte Tomaten

2 Esslöffel Tomatenmark

2 Knoblauchzehen, gehackt

1/4 Tasse frisches Basilikum, gehackt

2 Esslöffel Olivenöl

1 Teelöffel getrockneter Oregano

1/2 Teelöffel rote Paprikaflocken (optional)

Salz und Pfeffer nach Geschmack

Geriebener Parmesan zum Garnieren (optional)

Vorbereitung:

1. Die Vollkornspaghetti nach Packungsanleitung kochen.

2. Erhitzen Sie Ihr Olivenöl in einem Topf bei mittlerer Hitze.

3. Gehackten Knoblauch hinzufügen und anbraten, bis es duftet.

4. Gewürfelte Tomaten, Tomatenmark, getrocknete Oregano und rote Paprikaflocken (falls verwendet) unterrühren.

5. Die Sauce 15–20 Minuten köcheln lassen, damit sich die Aromen vermischen.

6. Mit Salz und Pfeffer abschmecken.

7. Gekochte Vollkornspaghetti in die Soße geben und mit gehacktem frischem Basilikum bestreuen.

8. Vor dem Servieren nach Belieben mit geriebenem Parmesankäse bestreuen.

Kochzeit: 20 Minuten

Portion: 4 Portionen

Nährwert:

- Reich an Ballaststoffen, Antioxidantien, Vitaminen und Mineralien.

- Es unterstützt die Gesundheit des Verdauungssystems, lindert

Entzündungen und liefert wichtige Nährstoffe.

Brokkoli-Walnuss-Pesto-Penne

Zutaten:

8 Unzen Vollkorn-Penne-Nudeln

2 Tassen Brokkoliröschen

1/2 Tasse Walnüsse, geröstet

2 Tassen frische Basilikumblätter

2 Knoblauchzehen, gehackt

1/2 Tasse natives Olivenöl extra

1/2 Tasse geriebener Pecorino Romano-Käse

Saft von 1 Zitrone

Salz und Pfeffer nach Geschmack

Vorbereitung:

1. Kochen Sie die Vollkorn-Penne-Nudeln gemäß den Anweisungen in der Packung und geben Sie während der letzten 3 Minuten des Kochens Brokkoliröschen in das kochende Wasser.

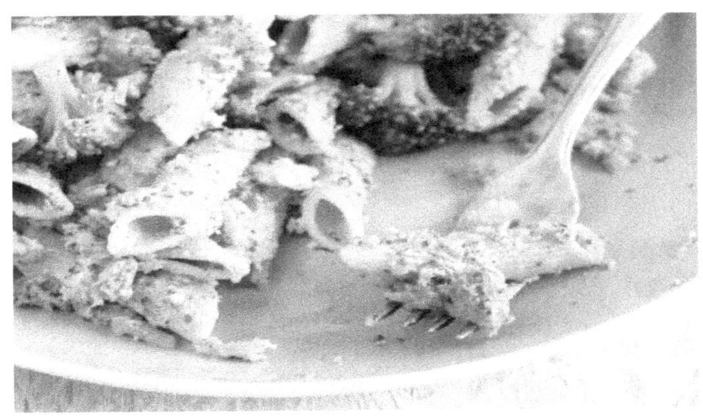

2. In einer Küchenmaschine geröstete Walnüsse, frisches Basilikum, gehackten Knoblauch und Pecorino Romano-Käse vermischen.
3. Pulsieren, bis es fein gehackt ist.

4. Bei laufender Küchenmaschine vorsichtig das Olivenöl einstreuen, bis das Pesto eine glatte Konsistenz erreicht.

5. Mit Salz und Pfeffer abschmecken.

6. Die gekochten Nudeln und den Brokkoli abgießen und mit der Walnuss-Pesto vermengen.

7. Vor dem Servieren den Zitronensaft über die Spaghetti pressen.

Kochzeit: 15 Minuten

Portion: 4 Portionen

Nährwert:

- Enthält Ballaststoffe, Antioxidantien, Omega-3-Fettsäuren, Vitamine und Mineralien.

- Es unterstützt die Gesundheit des Verdauungssystems, lindert

Entzündungen und liefert wichtige
Nährstoffe.

Spinat mit Pilz-Vollkorn-Fettuccine

Zutaten:

8 Unzen Vollkorn-Fettuccine

2 Tassen Babyspinat

8 Unzen Pilze, in Scheiben geschnitten
(Sorte Ihrer Wahl)

2 Knoblauchzehen, gehackt

2 Esslöffel Olivenöl

1/2 Tasse Gemüsebrühe (natriumarm)

1/4 Tasse Pinienkerne, geröstet

1/2 Teelöffel Zitronenschale

Salz und Pfeffer nach Geschmack

Geriebener Parmesan zum Garnieren
(optional)

Vorbereitung:

1. Die Vollkorn-Fettuccine nach Packungsanleitung kochen.

2. Erhitzen Sie Ihr Olivenöl in einer großen Pfanne bei mittlerer Hitze.

3. Den gehackten Knoblauch und die in Scheiben geschnittenen Champignons dazugeben. Anbraten, bis die Pilze goldbraun sind.

4. Gemüsebrühe angießen und Babyspinat dazugeben. Kochen, bis der Spinat zusammenfällt.

5. Die gekochte Fettuccine in die Pfanne geben und gut vermischen.

6. Geröstete Pinienkerne und Zitronenschale über die Spaghetti streuen.

7. Mit Salz und Pfeffer abschmecken.

8. Vor dem Servieren optional mit geriebenem Parmesankäse garnieren.

Kochzeit: 20 Minuten

Portion: 4 Portionen

Nährwert:

- Enthält Ballaststoffe, Antioxidantien, Vitamine und Mineralien.
- Es unterstützt die Gesundheit des Verdauungssystems, lindert Entzündungen und liefert wichtige Nährstoffe.

Linsen-Bolognese mit Vollkorn-Penne

Zutaten:

8 Unzen Vollkorn-Penne-Nudeln

eine Tasse trockene grüne oder braune Linsen, gewaschen

1 Dose (14 oz) zerdrückte Tomaten

1 Zwiebel, fein gehackt

2 Karotten, gehackt

2 Knoblauchzehen, gehackt

2 Esslöffel Olivenöl

1 Teelöffel getrockneter Oregano

1 Teelöffel getrocknetes Basilikum

Salz und Pfeffer nach Geschmack

Frische Petersilie zum Garnieren

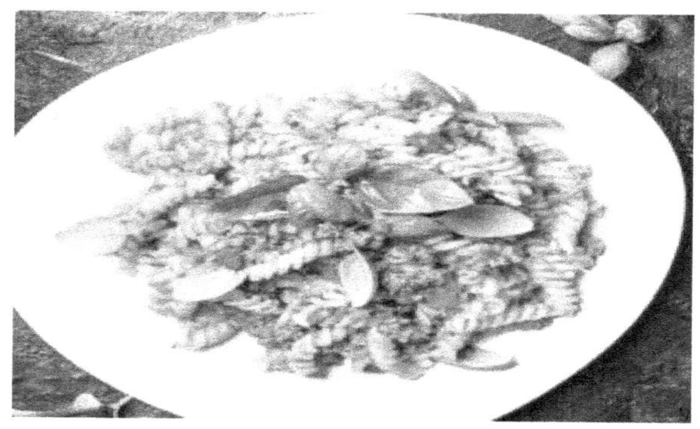

Vorbereitung:

1. Die Vollkorn-Penne-Nudeln nach Packungsanleitung kochen.

2. Erhitzen Sie Ihr Olivenöl bei mittlerer Hitze in einem großen Topf.

3. Fein gehackte Zwiebeln, gewürfelte Karotten und gehackten Knoblauch hinzufügen. Anbraten, bis das Gemüse weich ist.

4. Trockene Linsen, zerdrückte Tomaten, getrocknete Oregano und getrocknetes Basilikum unterrühren.

5. So viel Wasser hinzufügen, dass die Linsen bedeckt sind, und köcheln lassen, bis die Linsen gar sind und die Soße eindickt.

6. Mit Salz und Pfeffer abschmecken.

7. Servieren Sie die Linsen-Bolognese über der gekochten Vollkorn-Penne.

8. Vor dem Servieren mit frischer Petersilie dekorieren.

Kochzeit: 30 Minuten

Portion: 4 Portionen

Nährwert:

- Enthält pflanzliches Protein, Ballaststoffe, Antioxidantien, Vitamine und Mineralien.
- Es unterstützt die Gesundheit des Verdauungssystems, lindert Entzündungen und liefert wichtige Nährstoffe.

Avocado- und Kirschtomaten-Linguine

Zutaten:

8 Unzen Vollkorn-Linguine

2 reife Avocados, geschält und entkernt

Eine Tasse Kirschtomaten, halbiert

3 Knoblauchzehen, gehackt

1/4 Tasse frisches Basilikum, gehackt

2 Teelöffel Zitronensaft

2 Esslöffel natives Olivenöl extra

Salz und Pfeffer nach Geschmack

Zerkleinerte rote Paprikaflocken für eine Prise Würze

Geriebener Pecorino Romano-Käse zum Garnieren (optional)

Vorbereitung:

1. Die Vollkorn-Linguine nach Packungsanleitung kochen.

2. Avocados, gehackten Knoblauch, Zitronensaft und natives Olivenöl extra in einer Küchenmaschine glatt rühren.

3. Gekochte Linguine mit Avocado Sauce vermengen.

4. Kirschtomaten und gehacktes frisches Basilikum hinzufügen. Gut mischen.

5. Mit Salz, Pfeffer und zerkleinerten roten Pfefferflocken abschmecken.

6. Vor dem Servieren optional mit geriebenem Pecorino Romano-Käse garnieren.

Kochzeit: 15 Minuten

Portion: 4 Portionen

Nährwert:

- Enthält Ballaststoffe, gesunde Fette, Antioxidantien, Vitamine und Mineralien.

- Es unterstützt die Gesundheit des Verdauungssystems, lindert Entzündungen und liefert wichtige Nährstoffe.

Rosenkohl mit Walnusspesto Farfalle

Zutaten:

8 Unzen Vollkorn-Farfalle-Nudeln

2 Tassen Rosenkohl, geputzt und halbiert

1/2 Tasse Walnüsse, geröstet

1/2 Tasse frische Petersilie, gehackt

1/4 Tasse geriebener Parmesankäse

2 Knoblauchzehen, gehackt

1/3 Tasse natives Olivenöl extra

Saft von 1 Zitrone

Salz und Pfeffer nach Geschmack

Vorbereitung:

1. Kochen Sie die Vollkorn-Farfalle-Nudeln gemäß den Anweisungen in der Packung und

geben Sie während der letzten 4 Minuten des Kochens Rosenkohl in das kochende Wasser.

2. In einer Küchenmaschine geröstete Walnüsse, frische Petersilie, geriebenen Parmesankäse, gehackten Knoblauch und Zitronensaft hinzufügen. Pulsieren, bis es fein gehackt ist.

3. Bei laufender Küchenmaschine vorsichtig das Olivenöl einstreuen, bis das Pesto eine glatte Konsistenz erreicht.

4. Die gekochten Nudeln und den Rosenkohl abgießen und mit der Walnuss-Pesto vermengen.

5. Mit Salz und Pfeffer abschmecken.

Kochzeit: 20 Minuten

Portion: 4 Portionen

Nährwert:

- Enthält Ballaststoffe, Antioxidantien, Omega-3-Fettsäuren, Vitamine und Mineralien.

- Es unterstützt die Gesundheit des Verdauungssystems, lindert Entzündungen und liefert wichtige Nährstoffe.

Kichererbsen-Spinat-Rotini mit Zitronen-Knoblauch-Sauce

Zutaten:

8 Unzen Kichererbsen-Rotini-Nudeln

3 Tassen frischer Spinat, gehackt

Eine Dose (15 oz) Kichererbsen, abgetropft und abgespült

2 Knoblauchzehen, gehackt

Schale und Saft von 1 Zitrone

1/4 Tasse natives Olivenöl extra

1/2 Teelöffel rote Paprikaflocken (optional)

Salz und Pfeffer nach Geschmack

Frischer Basilikum zum Garnieren

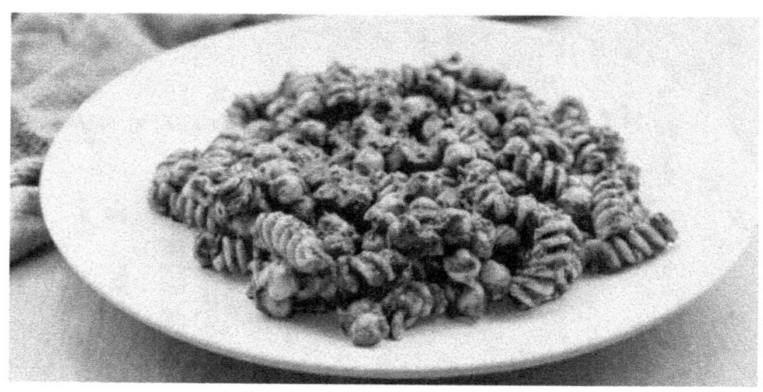

Vorbereitung:

1. Die Kichererbsen-Rotini-Nudeln nach Packungsanleitung kochen.

2. Erhitzen Sie Ihr Olivenöl in einer großen Pfanne bei mittlerer Hitze.

3. Den gehackten Knoblauch dazugeben und anbraten, bis er duftet, dann die Kichererbsen und den gehackten

frischen Spinat hinzufügen. Kochen, bis der Spinat zusammenfällt.

4. Zitronenschale, Zitronensaft und rote Paprikaflocken (falls verwendet) hinzufügen.

5. Die gekochten Rotini in die Pfanne geben und gut vermengen.

6. Mit Salz und Pfeffer abschmecken.

7. Vor dem Servieren mit frischem Basilikum dekorieren.

Kochzeit: 15 Minuten

Portion: 4 Portionen

Nährwert:

- Enthält pflanzliches Protein, Ballaststoffe, Antioxidantien, Vitamine und Mineralien.

- Es unterstützt die Gesundheit des Verdauungssystems, lindert

Entzündungen und liefert wichtige Nährstoffe.

Rote Linsen-Penne mit geröstetem Gemüse

Zutaten:

8 Unzen rote Linsen-Penne-Nudeln

2 Tassen gemischtes Gemüse (Paprika, Zucchini, Kirschtomaten), gewürfelt

3 Esslöffel Balsamico-Essig

2 Esslöffel Olivenöl

2 Knoblauchzehen, gehackt

1 Teelöffel getrocknete italienische Kräuter

Salz und Pfeffer nach Geschmack

Frische Petersilie zum Garnieren

Vorbereitung:

1. Kochen Sie die Penne-Nudeln mit roten Linsen nach Packungsanleitung.

2. In einer Schüssel gehacktes gemischtes Gemüse mit Balsamico-Essig, Olivenöl, gehacktem Knoblauch, getrockneten italienischen Kräutern, Salz und Pfeffer verrühren.

3. Das Gemüse auf einem Backblech verteilen und im Ofen rösten, bis es weich ist.

4. Das geröstete Gemüse mit der gekochten roten Linsen-Penne vermischen.

5. Bei Bedarf noch etwas Salz und Pfeffer hinzufügen.

6. Vor dem Servieren mit frischer Petersilie dekorieren.

Kochzeit: 20 Minuten

Portion: 4 Portionen

Nährwert:

- Enthält pflanzliches Protein, Ballaststoffe, Antioxidantien, Vitamine und Mineralien.
- Es unterstützt die Gesundheit des Verdauungssystems, lindert Entzündungen und liefert wichtige Nährstoffe.

Artischocke mit sonnengetrockneter Tomaten-Farfalle

Zutaten:

8 Unzen Vollkorn-Farfalle-Nudeln

Eine Dose (14 oz) Artischockenherzen, abgetropft und geviertelt

1/2 Tasse sonnengetrocknete Tomaten, in Scheiben geschnitten

3 Knoblauchzehen, gehackt

1/4 Tasse Pinienkerne, geröstet

2 Esslöffel natives Olivenöl extra

Saft von 1 Zitrone

1/2 Teelöffel getrockneter Oregano

Salz und Pfeffer nach Geschmack

Frischer Basilikum zum Garnieren

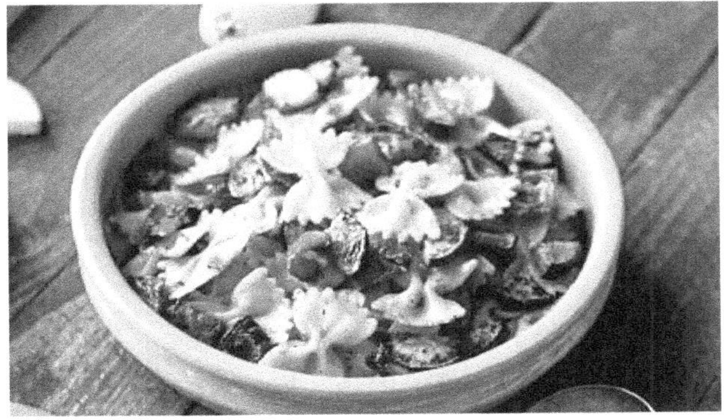

Vorbereitung:

1. Die Vollkorn-Farfalle-Nudeln nach Packungsanleitung kochen.

2. Erhitzen Sie Ihr Olivenöl in einer großen Pfanne bei mittlerer Hitze.

3. Den gehackten Knoblauch dazugeben und anbraten, bis er duftet, dann die Artischockenherzen und sonnengetrocknete Tomaten unterrühren. 2-3 Minuten kochen lassen.

4. Gekochte Farfalle in die Pfanne geben.

5. Mit Zitronensaft beträufeln und getrockneten Oregano darüberstreuen.

6. Gut umrühren, um alle Zutaten zu vermischen.

7. Mit Salz und Pfeffer abschmecken.

8. Vor dem Servieren mit gerösteten Pinienkernen und frischem Basilikum dekorieren.

Kochzeit: 15 Minuten

Portion: 4 Portionen

Nährwert:

- Enthält Ballaststoffe, Antioxidantien, Vitamine und Mineralien.
- Es unterstützt die Gesundheit des Verdauungssystems, lindert Entzündungen und liefert wichtige Nährstoffe.

Kürbis-Salbei-Pasta mit Walnüssen

Zutaten:

8 Unzen Vollkorn-Penne-Nudeln

1 Tasse Kürbispüree aus der Dose

1/2 Tasse Walnüsse, gehackt

2 Teelöffel Olivenöl

2 Knoblauchzehen, gehackt

1 Teelöffel getrockneter Salbei

1/4 Teelöffel Muskatnuss

Salz und Pfeffer nach Geschmack

Geriebener Parmesan zum Garnieren (optional)

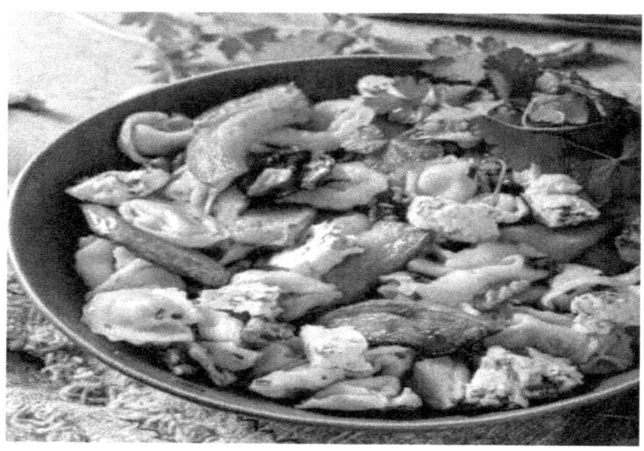

Vorbereitung:

1. Die Vollkorn-Penne-Nudeln nach Packungsanleitung kochen.

2. Erhitzen Sie Ihr Olivenöl in einer Pfanne bei mittlerer Hitze.

3. Den gehackten Knoblauch dazugeben und anbraten, bis er duftet, dann Kürbispüree, getrocknete Salbei, Muskatnuss und gehackte Walnüsse unterrühren.

4. 5-7 Minuten kochen lassen, bis die Soße durchgekocht ist.

5. Die gekochte Penne in der Kürbis-Salbei-Sauce vermengen.

6. Mit Salz und Pfeffer abschmecken.

7. Vor dem Servieren optional mit geriebenem Parmesankäse garnieren.

Kochzeit: 20 Minuten

Portion: 4 Portionen

Nährwert:

- Enthält Ballaststoffe, Antioxidantien, Omega-3-Fettsäuren, Vitamine und Mineralien.

- Es unterstützt die Gesundheit des Verdauungssystems, lindert Entzündungen und liefert wichtige Nährstoffe.

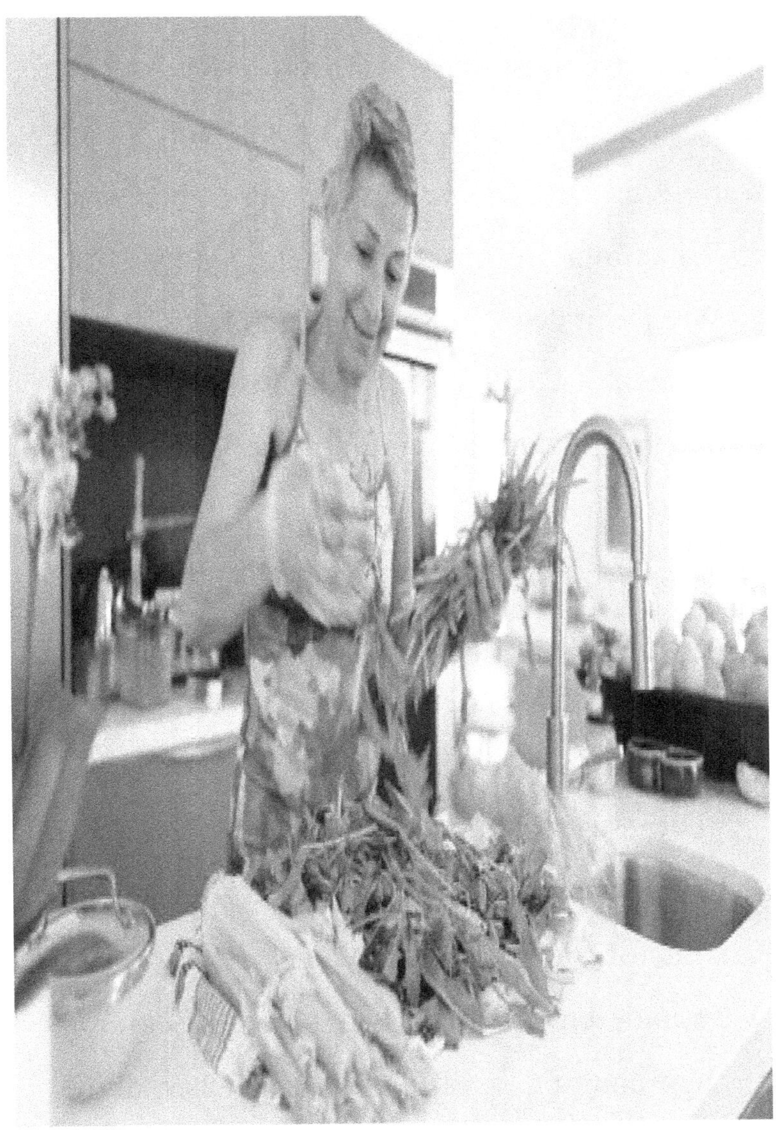

Im Abschluss des „Anti-Krebs-Kochbuchs für Senioren" erkennen wir den tiefgreifenden Einfluss, den bewusste Ernährung Entscheidungen auf das Wohlbefinden unserer Senioren haben können. Auf dieser kulinarischen Reise haben wir die symbiotische Beziehung zwischen Essen und Gesundheit erkundet und eine Palette von Aromen enthüllt, die nicht nur die Geschmacksknospen verwöhnen, sondern auch den Körper im Kampf gegen Krebs nähren.

Dieses Kochbuch ist ein Beweis für die transformative Kraft gesunder, nährstoffreicher Mahlzeiten, die auf die besonderen Bedürfnisse von Senioren zugeschnitten sind. Durch die Übernahme von Antikrebs Prinzipien, die Befähigung des Einzelnen, fundierte Entscheidungen über seine Ernährungsgewohnheiten zu treffen, und die Förderung eines proaktiven Ansatzes für Gesundheit und Langlebigkeit.

Lassen Sie uns beim Abschied das Wissen weitergeben, dass Essen nicht nur Nahrung ist; es ist ein wirksames Medikament. Jedes Rezept auf diesen Seiten ist ein kulinarischer Ausdruck von Liebe und Fürsorge, der darauf abzielt, den Körper gegen die Herausforderungen des Alterns und die Gefahr von Krebs zu stärken.

Mögen diese Rezepte zu geschätzten Begleitern werden und Senioren zu einem Lebensstil führen, in dem jeder Bissen ein Schritt in Richtung Vitalität und Widerstandskraft ist. Möge jeder Senior durch die Freude am Kochen und die Weisheit, die auf diesen Seiten verwurzelt ist, ein Leben voller Geschmack, Gesundheit und die Erfüllung seiner Reise zur Krebsbekämpfung genießen.